JN015959

少食を愉しむ

シンプルにやせる、太らない習慣

ドミニック・ローホー
原秋子 訳

GENTOSHA

L'Art de manger peu. Changer pour mincir
Dominique Loreau

はじめに

太り過ぎは必然ではない

食べる行為は思考を必要とする行為だ

2014年12月27日、ル・モンド紙の記事より

あるイギリス人の少女に「将来の夢は何？」と尋ねたところ、返ってきた返事は「やせること」でした。この「夢」、実は多くの人々の夢でもあるのかもしれません。これは、様々なダイエットを試しては失敗し、その度に落胆し、巷に溢れる情報に振り回され自分を見失っている私たち、鏡の前の自分の姿を見ては自責の念に似た感情を抱き、他人の視線が気になる私たちの多くが望んでいることではないでしょうか？

太ると分かっていながらも食べ過ぎてしまうことは、何も意志が弱いからではありません。これは知識不足からくるものです。食べることが嫌いという人はあまり見かけません。食べることが好きなのは自然なこと。「太らないため」の戦いが、初めから負け戦に繋がるようであってはならないのです。人は食べ物を必要としています。それは生きていくためだけでなく、楽しみを得るためでもあるのです。太らないために苦しんだり、自分に何かを禁止したりすることは解決策にはなりません。また「やせるための唯一の方法は……」という考えに凝り固まっている栄養士の助けを得ることも、流行りのダイエットに飛びつくこともお勧め出来ません。

自分の問題を解決出来るのは自分だけ（それが太り過ぎの問題だけに限らず）、私たちは自分でその解決策を見つけなくてはならないのです。

この本は食餌療法の本というよりは、私たちそれぞれが自分に合った、自然にスリムな体形を見出すための栄養の摂り方をアドバイスするものです。魔法のような処方箋が隠されているわけではありません。この本では、大食は避ける、でも食べ物を厳選し、楽しみながら食することの大切さを説いています。

まずは頭の中で、強迫的な食欲、太ることへの恐怖、そして今まで続けてきた良くない習慣と決別すること。次に、最近の科学の発見、その根源を辿り、出来る限り多くの情報を集めること。そして自分の皿の上に自分の体質、嗜好や生活パターンに合った食事を載せるのです。

私たちは一人として他人と同じではないのです。従って、万人に共通するダイエットのルールなど存在し得ないのです。

やせる方法は習得していくものです。そして「学び」を必要とするものすべてに共通することですが、時間と努力、根気、忍耐、手探り、動機付け、レジリエンス（すなわち自らの過ち、羽目を外したこと、失望の日々を受け入れること）が必要となるのです。そして、この対価を払うからこそ初めて自分の理想とする体重を見つけ、それを維持できるようになるのです。

繰り返しますが、この本はダイエットの本ではありません。むしろその逆で、数多《あまた》あるダイエット法に対して注意を喚起し、今の世の中がおろそかにしがちな昔ながらの良識に立ち返ることを勧めています。

もし今後、今までのような生活を続けていけば、間違いなく私たちは今まで通りに太り続けることでしょう。それは、私たちが今までしてきたように太り続けるのです。

さて、体重を落とすために必要な条件は4つあります。

・メンタルを変える。そのためにいくつかの習慣を変えてみる（なぜ太ってしまったのか、その原因を理解する）

・食餌療法の基本に立ち返る（自分の体質に合わせて何を、いつ、どの位の量食べたらいいのかを知る）

・穏やかに、楽しんで食べることを優先させることを学ぶ（食材の選択には一定の柔軟性を保ちながら、心地よい環境の中で食事をするように心掛ける）

・健康とスリムな体形の関係を条件反射的に身に付ける

私は医者でも、プロのヘルスコンサルタントでもありません。

でも、プロでないからこそ言えることもあるのです。

私自身も含め、長い間「過体重」と戦ってきた多くの人の側に立ち、入手可能なやせるための様々なテクニックや知識を私なりに検証し、明らかにする試みをしてみました。従って、この本は「やせるために明かす唯一の魔法のレシピ」というようなものを皆さんに伝授するものではありません。やせるための様々な方法を皆さんに提案しています。そして、これらの方法がそれぞれ相反するものであることも。

これは意図的な構成です。なぜならば、ひとつの食餌療法がすべての人に適することなどあり得ないからです。

私は出来る限り多面的に、すなわち栄養学的な側面はもちろんのこと、心理的、行動学的、そして文化的な側面から、やせるための様々な解決策を絞り込んでみました。

前もって申し上げておきますが、医学的な治療を要する問題の場合には、医師にご相談ください。

少食を愉しむ　シンプルにやせる、太らない習慣　目次

第二章

食べ物ノートとやせる習慣

食べ物ノートを書く

やせる習慣を身に付ける

第三章　質の良い食べ物

吸収スピードの遅い糖質、速い糖質

脂肪と満腹感

健康に欠かせない食品

カロリー

第四章 量を少なく、バランスよく

食べる量を少なくするための秘訣

第五章　体内時計ダイエット

自分の体内時計に沿って

間食とつまみ食い

ミニ断食は最適な方法

第六章 たとえやせても楽しみがなければ意味がない

第七章　食欲と誘惑

第八章
羽目を外したい時、さぼりたい時

第九章

太らない習慣を永遠に

食べ方を見直す

おしまいに

装幀　石間 淳
写真　boonchai wedma kawand/Getty Images
DTP　美創

第一章

食に対する意識を見直す

過体重は二重の苦しみ

〝過体重〟と〝絶望〟、どうして私はこんなに太ってしまったの？

やせていることにはそれ特有の味わいがある。それは独特で、なんとも心地よいものだ。

イギリスのファッションモデル　ケイト・モス

肥満体、この状態になると私たちは本来の自分自身の身体を感じられなくなります。昼も夜も、仕事中もバカンス中も、歩いている時も立っている時も、常にどこかが不調を訴えています。椅子から立ち上がる時も、階段を上る時も、靴下を穿く時も、前屈みになる時も、ベッドで寝返りを打つ時も一苦労、それだけではありません。便秘がちになる、お腹が張る、頭が重い、いびきをかく、睡眠時無呼吸症候群を発症する、ぐずぐずと先延ばしにする癖や無気力感、ひざや背中、肩などの痛みも頻繁に起こります。それに加えて、太り過ぎの人は一見陽気に見えても、実は精神的に滅入っていることが多いのです。

この「太っている」というハンディキャップは、太っている人にとって耐え難いストレスになります。当人はこれをあらゆる手段を用いて解消しようとします。でも、どうやって？　もちろん「食べること」で。

ひとつ面白い研究結果をお伝えします。研究所のマウスのしっぽを鉗子《かんし》で挟んだままにしておく実験。そのマウスは6か月で肥満体になるそうです。マウスはしっぽの鉗子がストレスとなり、その心地悪さを食べることで紛らわそうとするからです。このように、太り過ぎは身体の問題だけではなく、精神的な苦痛でもあるのです。私たちが食べ過ぎるのは自分の心と身体がしっくり来ないからで、しっくり来ないからまた食べ過ぎる。この悪循環なのです。

いくらお皿の中身を変えても、それと並行して自分と食べ物との関係をきちんと理解しなければ何の役にも立ちません。逆に、心身ともに心地よいと感じている人はその心地よさをキープしようとするものです。この気持ちが、意識的または無意識にその人のすらりとしたボディラインを保たせているのです。

ダイエットにウンザリしたら……

長年過体重で悩んできた人にとってみれば、「ダイエット」という言葉は聞きたくもないでしょう。ダイエットなんてする気にもならない、だけでなく、もうすでに散々試してきたのでどれも信用出来ないし、信じることさえも止《や》めてしまっていませんか？　さあ、ここでバナナダイエット、グレープフルーツダイエット、ゆで卵ダイエットに再挑戦して体重を落とせますか？　この人たちは、無理、絶対に無理、と言うでしょう。なぜならば、元には戻れないノーリターンポイントが必ず訪れることを知っているからです。

何回もダイエットに挑戦し、リバウンドを繰り返してきた人たちは、ある時点で体重を減らすという戦いから完全に手を引き、過体重の身体を不運のひとつとして受け入れるようになります。中には胃を小さくする外科手術を考える人たちもいるようですが（手術の成功率は2分の1、失敗に終わることが多いと報告されています）、ほとんどの人たちはやせることを諦めます。とどのつまり、肥満体に甘んじ、理由をこれ以上追究することも、どうしてここまで太ってしまったのか、ということさえもしまいには忘れてしまうのです。

太るにつれて、自分を見失っていく

過食症は人を無感覚にする病である

フランスの作詞家　ラジオ・テレビのパーソナリティー　ギー・カルリエ

拒食症の人がガリガリにやせている自分を認めないのと同様に、過体重の人も自分自身を「太り過ぎ」と見ていない、要するに自分のスタイルを客観的に評価出来ない人たちです。それは、鏡が映し出しているイメージと自分が頭で思い描いている自己のイメージを切り離して見ているからです。

拒食症の人を対象に行ったテストで、4人のモデルの写真をやせている順に番号を振り、自分と一番近い体形をしているモデルを選んでもらうと、現実に反して、拒食症の人は一番太っているモデルの写真を選ぶ傾向が強いそうです。彼女たちも実際の自分の姿が見えていないのです。肥満体の人にとっても同じことが言えます。鏡や写真に映し出された自分は太って見えるのではなく、ひいき目に「若干太め」か「普通」に見るのです。自分を認めることも、自分が肥満体になってしまったことも実感出来ないでいるのです。

「いいえ、これが私のはずはないわ！」

「大丈夫、これは数週間だけの話よ、そのうちに私は昔のスタイルとぺったんこのお腹を取り戻すわ！」

「あら、20kgほど体重が増えてるわ！　でも大丈夫。私がダイエットを再開すれば、こんな贅肉なんてあっという間に落とすことが出来るのだから」

このように断言してみても、実際に彼女らは自分が食べている量が「普通」ではないことを理解していません。少し前までは体重を量り、健康に良い食品の買い出しに出掛けたり、調理をしたりと、体重を減らすためにヘラクレス級の涙ぐましい努力をしてきました。ところがそれを止めた途端、好きな時に好きなものを飲んだり食べたり、まったりと快適な状態に居続けることが楽過ぎるので、このままでいい、このままでいたいと思ってしまうのです。

このように彼女たちはコントロールを失い、時間の制約もない、不健康な食事をする生活サイクルに嵌《はま》っていきます。そして、まるで憑《つ》かれたように「食べたい」という欲求が常に付きまとい、罪悪感にさいなまれながらも食べ続けるのです。「食べたい」「でも食べたら駄目」、こうした日常的な誘惑との戦いが彼女たちを精神的に消耗させ、そして誘惑に負けて挫折した時の無力感が、さらに食べ続けることに追い打ちをかけるのです。

どうやって肥満体になるのかを実際に体験してみたジータ

やせた人がどのようにして過体重のスパイラルに嵌っていくのか？

この問いの答えを出すために、ジャーナリストのジータさんは（ジータさん自身はやせています）、肥満体の人の生活を実際に体験してみることにしました。そして、フランスのノルマンディー地方に住む、体重が１００kgを超えていながらもそのことを全く気にしていない女性の家に10日間滞在することにしたのです。

彼女の任務はその女性と全く同じように食べ、同じリズムの生活を送ることでした（食事の量、時間、間食、例えば夜中の2時に板チョコを1枚食べてしまうというようなことも含めて）。

当然のように3日目でジータさんは体調不良に陥ります。不眠、頭痛、吐き気、吹き出物等の不快な症状が現れます。しかし、変化は早々と訪れました。ジータさんは膨大な量の朝食を待ちわびるようになり、ベーコン、チーズ、生クリームがたっぷり入った大盛のパスタ、そして夜間に食べるスナック菓子が楽しみに、そしてそのうちに待ち切れなくなってきたのです。

そうこうするうちに、まず自分のジーパンが入らなくなってきます。でも構いません。彼女はその時すでに「終わってほしくない夢の中」で生きている気分でした。この食事、この量、何という満足感！　こうしてジータさんは、生活スタイルを変え、過食の消化に適応し、数時間でも食べずにはいられない状態に持っていくのに10日もかからないこと、体重が増えていくメカニズムを理解するのです。10日もあれば、拡張した胃が常に空腹であなたを悩まし、何か口さみしい、何か食べたい状態が継続するようになります。

これは何かに似ていませんか？　そう、麻薬です。食べ物は「麻薬」になりかねないのです。任務を終えたジータさんは以前の食生活に戻り、再びスリムな体形を取り戻しましたが、彼女の主治医は言ったそうです。元の体形に戻れるかどうかの瀬戸際だったね、と。

朝から晩まで食べ物のことばかり考えるようになる

もう私の体重や私が食べるものに悩まされたくない。求めているのは安らぎで、私は解放されたいの。私は満腹になって食べるのを止められるようになりたい。朝から晩まで食べ物のことばかり考えることももう止めたい

肥満体の女性

肥満が身体または精神の病（トラウマ、過労、家庭内の問題）に起因する場合も多いのですが、それだけが原因ではありません。同じような状況下で逆に食欲が減退する人たちもいるからです。しかし、ストレス状態で太る傾向がみられる人は、ジータさんが

証明してくれたように、10日ほどで「中毒状態」になることもあるのです。

例えば、この10日間が特別にストレスを生じさせる出来事と合致し（例えば別離、試験、引っ越し等）、さらにそこから立ち直る感情的または精神的な要因がなければ、負のスパイラルが発動し、一日が一週間に、一週間がひと月にと時間が過ぎていき、仮に体重を元に戻そうという意欲があったとしても身体のほうが言うことを聞いてくれなくなります。あなたの身体は、何がなんでも甘いチョコクッキーが、マクドナルドのハンバーガーが、デリバリーのピザが、食前酒が「欲しい！」と訴えてくるようになります。ヘルシーなサラダとヒレ肉を買いに行くというのはすでに過ぎ去った昔の話になるのです。

一度「中毒」になると太ることに慣れてしまう

簡素な食餌に慣れることは我々を健康にする要因のひとつで、我々を人生に必要な活動に精力的に駆り立て、それらの活動をより良く味わえるようにしてくれる。時に、豪華な食事は不安に対する免疫をつくるものである過体重の悩みとは裏腹に、この人たちの冷蔵庫は、アイスクリーム、スイーツ、清涼飲料水、生クリーム、冷凍ピザやその他の「お楽しみ」のスナックで満杯になっていることが多いのも事実。自分の体重が枷《かせ》（ちょっとした動きでも暑くなり汗をかく、階段を3段上ると息が切れるというように）になっていることを重々承知しているのにもかかわらず、自らを制することが出来ないのです。

身体は徐々に太り過ぎた体重に慣れてくるものですが、気持ちのほうはそれに付いていけません。そこで落ち込むのです。そして落ち込めば落ち込むほど、人は食べたくなるもの。それも「どんなものでも」ではなく、困ったことに食べたくなるものは大抵、パンやバター付きパン（タルティーヌ）、デニッシュ、パスタ、甘いこってりしたデザート、お腹にもたれる満腹感たっぷりの太りそうな食品ばかりで、何故か野菜やフルーツには惹かれないのです。食べることを止められないだけではありません。「中毒」はエスカレートしていき、そして体重も右肩上がりで増えていくのです。

肥満問題における遺伝の影響はどれだけありますか？

同じ親から生まれた兄弟でも、それぞれ別な家庭で育てられると環境次第でやせた体形にも肥満体にもなります。

家族から引き継ぐのは食事習慣、味付けや好みです。ほとんどの場合、遺伝子上には直接肥満に関する要素はみられないと言われています。遺伝と考えられるのは、肥満気味の親から生まれた人がその親が太っているのを見て、自分がやせることは絶対にあり得ないと決めつけるからです。

この人たちは、「そうであるならば一体何のために戦わなくてはならないの？」と自問自答することでしょう。でもこの人たちは、目の色は一生変えられないとしても、体重は変えることが出来るということを忘れているのです。

もう体重で悩みたくない

どのダイエットを信じればいいの？

私たちが口にする食べ物の三分の一は私たちを養うため、残りの三分の二は医者を養うために用いられる

ピラミッドの中の壁面に刻まれていたエジプトの格言

「健康はスリムな身体から」、このように決めつけてかかる矛盾する情報に振り回され、私たちは不安を募らせ、自責の念に駆られます。食べ物についても、人間が本来持っている大らかさを私たちは見失っています。

では、やせるためにはどのダイエットをしたらいいのでしょう？　プロに任せてみますか？　何を基準に選びますか？　既存の、よく知られたダイエットに立ち返りますか？　それとも全く知らないダイエットに挑戦してみますか？　皆それぞれ、一概には

決められないのでしょうが、中にはまるで近所の宅配ピザを注文するように気軽に雑誌や友人が紹介する最新のダイエットに飛びつく人たちもいます。では一体誰を、何を信じたら良いのでしょう。

「正しく食べる」という名の独裁

科学的な研究結果は毎週発表されている。その多くは矛盾しているか、解釈が難儀で、専門家以外の人たちにとっては取っ付き難い。その結果、一般大衆における一般的な印象は曖昧で間違ったものになるのだ。突然ある食材が「スーパーフーズ」となり、あるダイエットが脚光を浴びるようになるのだ

ブノワ・モラン、ボリス・ハンセル博士共著『脂質ゼロ、砂糖もほとんどゼロ』（未邦訳）

「正しい食べ方」の定義はなんと多いのでしょう？　多種多様な食材をバランスよく、一日3食とり、間食は控える。ダイエットのルールはどれもが大筋このような感じではないでしょうか。でも、正にこうしたルールがあるから、私たちは（意識的または無意

識に）守れない、または嫌気が差すのではないでしょうか。このような制約はストレスとなり、フラストレーションを増し、しまいには自分と食べ物の関係が不健全になってきます。常に何をどれだけ食べるかに気を配りながら、それでもやはり「太るのではないか」と、漠然と不安を募らせる状態は、食事制限をしている人によくみられる典型的な制御行動に私たちを陥らせます。「○○は食べてもいいけれど、これはダメ」というのは絶対に上手くいかないのです。それ故に、私たちは敢えてその指示とは違う反対の行為をしてしまうのです。

さらに、私たちが取り組むダイエットは、説得力のある説明が欠けているもの（例えば、どうして水をたくさん飲むことや、根菜を食べることが重要なのでしょう？）、または難解過ぎて具体的でないもの、そのどちらかなのです。栄養学の先生たちが出版する食餌療法は、その治療法の精神面を優先させているか、それとももっぱら栄養面を強調しているかのどちらかで、その両方である場合は極めて稀です。自らの知識を再度見直し、栄養学において個人的に研究を深めている栄養士の数は極めて少ないのです。

どうしてダイエットに失敗するのでしょう？

「ダイエット」とは？

真理に到達するためには、一生に一度、それまでに受け入れてきた説すべてを悉《ことごと》く捨て去り、新たに自分の知識体系を土台から再構築しなくてはならない

フランスの哲学者　ルネ・デカルト

フランスのテレビ番組の司会者がある時言っていました。「腹ペコ状態で一生ダイエットなんてやってられるかい！」と。従って「食餌療法」（日本語では通常「ダイエット」と呼びます）には否定的な響きがあります。それは節制、フラストレーション、制限を示唆するものだからです。辞書を引くと、〝各々のタイプ別、例えばアスリートまたは病人に推奨される食餌療法及び衛生面における注意事項〟、と書いてあります。従

って一定の食餌療法をしていないということは、この定義によれば「何の推奨もされていない食生活を送っている」ということになります。そしてもちろんその結果が何を招くのかは言うまでもありません。

実はダイエットをしていない人（あるいはダイエットに反対の人）にもそれぞれ独自に守っている食餌療法、自ら決めた食べ方のルールというものがあります。それはベジタリアンであったり、肉だけを食べるというものであったり、オーガニック療法（有機栽培された食材のみを食べるもの）であったり、グルテンフリー、または糖尿病用の低糖質の食材を食べることであったり、単なるグルメであったり、その他色々です。

今日の科学は、各々の体質に合った〝オーダーメイド〟の食餌療法を作り出すことを始めていると言われています。例えば人の血液の状態、ホルモン、食品アレルギーによってもその内容は変わってくるというもの。ある食品が、ある特定の人を太らせても他の人を太らせるものではないことも分かっています。ただしこの研究には非常に高額な研究費がかかるため、まだ始められたばかりです。

それだけに、どの食餌療法が自分に合っているのかを自分で突き止め、知ることが今大変重要になっているのです。

数あるダイエットにも理論的には良いところがあります。しかし……

脂肪と糖質の摂取を止めればもちろんやせます。しかしこのダイエットは味覚に関する満足感を考慮していないので、数週間、数か月続いたとしてもそこまででしょう。

今流行りのケトン式ダイエット、これはきちんと理解されていれば理想的なダイエットかもしれません（脂質の消費量をより分かり易く、より控えめに、より厳選したものにすれば良いのではないでしょうか?）。カロリー計算をすることが前提のダイエット、断続的断食を厳正に行う、あるいは血糖値の上昇を避ける食材を重要視する食餌療法なども最高によく考えられたダイエットと言えます。でも、いちいち数値を計算するのではしまいに飽き飽きするに決まっています。

これらのダイエット、食餌療法にはもちろん良い点がみられます。麦のフスマで作るクレープは美味しいですし、ゆで卵ダイエットにしても、病気になることなくゆで卵を一日3個も食べられることを学びました。ケトン式ダイエットに関しては、砂糖（糖質）の危険性を認識することと、上質の脂質を摂らなくてはいけないことも知りました。

また、断続的断食は食事と食事の間を空けて消化器官を休ませることの重要性に気付かせてくれました。このように、様々なダイエットにより私たちは様々な知識を得ているわけで、それは決して無駄ではなかったのです。

では「ダイエットなし」でずっとスリムでいるためにはどうしたら良いのでしょう？　その解決策は当たり前のことなのに、実はあまり勧められていないものです。それは独自のダイエット、食餌療法を編み出すこと、すなわち自分の嗜好、欲求、生体リズム、社会活動、職業、文化的な立ち位置、家庭内における立場等と両立し得るダイエットということになります。

体重を落とす、それも決定的に落とすためには、栄養学的な知識だけでは不十分です。食事の仕方から習慣まで変えていくことを理解しなくてはなりません。ここまでは医師は教えてくれません。これを実行するのは自分自身。自分だけを頼りに行っていくものなのです。

試行錯誤でマイ・ダイエットを編み出す

ダイエットをしているということは食に関する不安を述べたり、疑問を抱いたり、再び問題にしたりしないこと。ダイエットを止めることは、不安のリスクを覚悟し、危険を伴う生き方をすることだ。

フランス・リール市パストゥール研究所の栄養学者　ジャン・ミッシェル＝ルセール

もしあなたが取り組んでいるダイエットがあなたに合わなくて、それであなたがフラストレーションを感じているならば、今すぐにでも止めるべきです。食べ物の消化プロセスは人によって異なります。自分に甘いと自分を責めてみたり、その前にやっていたダイエットが失敗したから、と言い訳をしたり、皿の中の料理のカロリーが高過ぎる、あるいは炭水化物と脂質が太る原因だ、と文句を言うだけでは何の役にも立ちません。確かに栄養士、または特別な食餌療法が定めたルールに従うよりも、自ら編み出した自分だけのルールを守るほうが難しいかもしれません。決められたメソッドに沿ってダイエットを行うことがあなたを安心させるなら、それは同時にあなたを責任回避させるものでもあるのです。

あなたが最後に試してみたダイエットについて、「あれは全く無意味で効果はゼロだった」と評価することは実に簡単なことです。なぜならば、唯一認められる過体重の解決策は「自分自身でなんとかする」ということだから。「なんとかする」、ということは、お皿の中身を変えるだけでなく、頭の中を入れ替えることも意味します。科学の最近の発見の情報を手に入れ、メモを取り、自分に合った新しい食事のルールを定めること、日々体重を量り、今までとは内容の異なる買い物をし、食生活の計画を練り直すことを意味します。やせることへの学習は即興で到達するものではありません。それは食餌療法の面のみならず、味覚面や物質面においても、自分にとって個人的に一番適した食生活を始めるための研究。肝心なことは、まず偽りの希望を抱かせる「やせるダイエット」のメンタリティを捨て去ることです。そして一歩下がり、自分の過体重の原因を探り理解してみるのです。

やせるための唯一の解決策は、まずは過体重を自覚すること、そしてそれまでの固定観念を捨て去り、自分に合った食餌療法を見つけることです。

やせている人は偶然やせているのではない

なぜやせている人とそうでない人がいるの?

私は泳げないので水の中でジョギングする。玉ねぎのラグー(煮込み)、ラム肉のファルシー、ズッキーニと茄子、レバノン産の短めのキュウリ、トマトの卵とじ(フライパンにバターを溶かし、そこに粗く砕いたトマトを入れて卵でとじる)が好きだ。でも決してお代わりはしない。

フランスのシャンソン歌手 シャルル・アズナブール
「スリムな身体を保つ秘密について」デュカン博士とのインタビュー

もちろんすべてのケースに当てはめることは出来ませんが、やせている人の行動パターンには典型的な面がみられます。そしてそれは偶然ではないのです。その人たちにとってみればあまりにも自然なことなので意識さえもしていないでしょう。あなたの周りにいるスリムな人を観察してみてください。共通する点がいくつかみられるはずです。

・レストランで他の人たちが「何にしようかな？」と決めかねている時でも、大抵何を食べるのか初めから決めている（メニューも概ね決めている）
・いつも同じ時間に食べている
・きちんと食卓について食べる（あるいは大きなお盆に食事を載せて）。立ったまま急いで食べるというようなことはほとんどない
・食べ方がゆっくりだ
・お皿の中身は決して多くはないのに、本人に言わせるとその量は「普通」か「少し多め」
・悪びれずに、謝ることもせずに、時々皿の料理を残す
・欲しくない時、これ以上は出来ないことに対してはっきりと「ノー」と断れる
・口に入れるものはすべて美味しそうに、味わいながら食べる
・料理を作っている時に味見やつまみ食いはしないか、したとしてもほんの少し（意味

がないように見えるが、味見だけで一日100kcalになることもあり、一年間で3kg太ってしまうことも）

・食べ歩きはしない（平らげるのに5分とかからないバタークロワッサンは400kcal、スポーツジムの電動ジョギングマシンで一時間走り続けないと消費出来ない）。食べ歩き、これをしてしまう理由はお腹が空くからと、時間がないから

・食べ物の話ばかりをしない（それほど食べ物に心が囚われていない）

・間食をしない

・定期的に体重を量っている

・食後のコーヒーの時に必ずデザートを食べたりしない

・家に食料のストックを山のように蓄えない

・たまに羽目を外して食べ過ぎても翌日平然と調整する

・お酒は飲まない。飲んだとしてもほんの少し、たしなむ程度

私の周りのやせている人にミニインタビューをしてみました

みやさん

・秘密なんてないわ。私はもともとやせ体質なのだと思う。だって普通に食べているもの。

――では、朝ご飯には何を食べるの？

・パン一切れとコーヒー。

――ランチは？

・お弁当よ（小さな弁当箱のサイズを手で作って見せてくれる）。

――夜は？

・350㎖のビールとおかずを少しだけ（ご飯茶碗1杯分ほどの分量）。ビールでお腹いっぱいになるし、それに太りたくないし。

――結論から言えば、あなたは少食ですね。

・考えてみるとそうかもしれない。時々少し空腹感を覚える時もあるけれど、自分でコントロールするの。これ以上食べたいとは思わないわ。

――自分で気を付けているということね。

・昔はかなりぽっちゃりしていたから。

――ということは、あなたがやせているのは体質ではないのね。本当は注意していると
いうことよね。

・そういうことかな。でもレストランでたくさん食べることも時々あるのよ。ケーキも
時々食べるし。

やっぱり。みやさんはついに打ち明けました。

まゆみさん

まゆみさんは63歳。20歳の頃から同じ体重を維持し、食事はいつも腹八分目で抑えています。体重は定期的に量っています。やせている人の行動パターンを理解したいと説明すると、笑いながら、やせている人には太っている人の行動パターンが理解出来ないと言います。好きな食べ物は?と尋ねると、まゆみさんはフルーツとチーズと答えてくれました。彼女にとってはピザを取るか、シュークリームを取るかではないのです。まゆみさんは今まで一度もマクドナルドのハンバーガーを食べたことがありません(やりたいこと、食べたいものをいつも初めから決めています)。彼女はお酒を飲みません。

ゆうこさん

スリムな体形の秘密?　ゆうこさんは腹式呼吸のテクニックのお陰だと説明してくれました。腹筋を意識しながらゆっくり息を吸って、ゆっくり吐く、それを歩きながら行うことでお腹周りの贅肉を落とせるそうです(160㎝の身長で体重は45kgを保っています)。このスタイルでゆうこさんが体形を維持することに不安を抱いていたとは想像もしませんでした。でもゆうこさんはほとんどの日本女性がしているように、仕事から帰ると自炊をし、食事もバランスが取れた低カロリーになるように心掛けているそうで、好物はしゃぶしゃぶとオーブンで焼いた野菜だそうです。

やえこさん

カフェで出会ったやえこさん。気さくな感じですぐに親しくなりました。彼女がスリムな体形を維持している秘密を聞いてみました。

・確かに私はやせているかもしれません。でも私はたくさん食べるんですよ。昼は職場の食堂で食べます。味噌汁やご飯はよくお代わりをします。でも夜は食べません。

――では朝は？

・朝もほとんど何も食べません。

彼女がやせているのは驚くべきことではありません。知らないうちに16時間断食をしているのですから。

さちこさん

私たちは10年来の付き合いです。でも彼女が糖質ダイエットをしていたことは知りませんでした。ある日私が糖質を控えるようにしたことを話した時に、初めて彼女もそれを10年前からしていることを打ち明けてくれました。そういえば、彼女と一緒に食事をする時にはいつもパンやライスを残していました。

ちづるさん

80歳のちづるさんの体重は40kg。彼女はこの体重を維持するため、料理を作る時の調味料の計量に、大匙を使う代わりに小匙を使うのだそうです。大匙にすると多過ぎる、とのことでした。

陶磁器を売るお店の若い販売員さん

私は出来る限り薄味にして食べるようにしています。そうすると食べ過ぎません。朝はお粥を食べます。そして夜もご飯は少しだけ、卵1個分の量を食べます。お昼は職場でお弁当を食べます。

彼女はそれ以上語ってくれませんでした。

やせている人は、やせることに人一倍関心があるのです

一般的に、やせている人は自分の体形を維持するために気を使っていることを隠す傾向があります。「やせているのは体質だから」、と言いたがるのです。日本では、このような女性たちは自分たちがやせ過ぎで、むしろ少し太りたいと周囲に言うのを喜びとしているところが見受けられます。

実は、彼女たちはやせていることを内心アピールしたいのです。彼女たちに話を聞くとダイエットの本を読むよりも多くのことを学べます（他人の実際の体験談には自分も

やってみたいと思うことが多くはないでしょうか？）。彼女たちはスリムな体形に非常に関心を示しています。どうしてでしょうか？　それは偶然その体形になったからではないようです。そしらぬ風に振舞いながらも、彼女たちにはちゃんとその秘訣があるのです。

毎日体重を量ったほうがいいのでしょうか？

体重は毎日量りますか？　それとも週に1回？　または月に1回でしょうか？　個人的には朝、体重計に示された自分の体重が少し減っていると、その日一日励まされたような気分になり、反対に増えているとその日は食べる量を控えめにするよう自分で気を付けます。

でも、毎日体重計に乗るのは非生産的と言う人たちもいます。体重が増えていないと安心することで無意識に限度を超えて食べても許されると考え、つい食べ過ぎてしまいます。でも体重計がない（例えば自宅から離れた場所に居る場合）と、自分の身体を信じるしかないため、お腹がいっぱいになると同時に食べるのを止めます。

ここでも繰り返しますが、これは一人一人が決めること。確実に行動に移し、現実逃避しないように努めるべきです。

まず自分の性格を知る必要があります

「人生は一度きりなのよ！　ブラウニーを食べて人生を楽しみなさい！」

「ええ、人生は一度きり。でも、わたしはブラウニーを食べないほうが幸せなの」

アメリカの作家　グレッチェン・ルービン『人生を変える習慣のつくり方』

私たちはなりたくてもなれない何かになることに憧れます。ルーチンや、規則正しい時間割が必要な人たちもいます。その一方で、それが絶対に出来ない、と言う人もいます。後者の人たちにとっては、体重を落とすための解決方法を見つけるためには自分のこのような性格をはっきりと受け入れることが必要になります。

もし、決められた時間に食事を取るのが嫌いであれば、違った形で食事を取る方法を見つけてください（例えば、あなたの空腹の度合いに合わせて食べるパターン、または軽食を取るルーチンを作ってみる等)。一人一人に合った解決策があるはずです。

グレッチェン・ルービンは彼女の著書『人生を変える習慣のつくり方』の中で、自分が食事で羽目を外さないように戦うよりは、初めから食べずにこうした逸脱を避けるグループに属していると説明し、そう言いながらも、他の人にとってはこのような生き方は寂しい生き方のように見えるかもしれないとも語っています。彼女の場合、自分で定めたルールを守っている時のほうがずっと幸せを感じ、守っていることに安堵感を覚えています(例えば、オードブルは一切食べないというようなルール)。そうすることで自分自身を常に管理し続ける必要がないので「生き易い」というのです。「断つこと」のほうが彼女には「軽減すること」や「節度」よりも容易に出来ることなのです。彼女が「節度ある人たち」と呼ぶ他の人は、時々ルール違反をしてガス抜きしながらも、羽目を外し続けないことも十分心得ているのです。

あなたは朝型の人間ですか? それとも夜型? あなたは「新しモノ好き」ですか? それとも古典的で伝統的なものがお好きでしょうか? あなたはすぐに感動するタイプ? それともどちらかと言えばクールなほうでしょうか? あなたは、自制心が強い人間だと思いますか? それを形で示すことが出来ますか?

習慣について多くの研究をしてきたロイ・バウマイスターという学者は、私たちには毎日、限定的な自制エネルギーが与えられていて、消費するたびにそれは減少していくと説いています（例えば、隣人に不愉快なことを言いたいのを我慢していると、その我慢の分自制エネルギーが消費されます）。そうすると、一日の終わりには自制が利かなくなり、絶対に手を付けまい、と固く誓っていた夫が残したケーキの半分に手が出てしまう結末になるのです。

私たちはまず自分の性格が「オール・オア・ナッシング（all or nothing）」なのか、反対に「完全に断つことよりも節度を選ぶ」タイプなのかを見極める必要があります。

ダイエットでヨーヨーのようにリバウンドを繰り返す人は、一般的に前者のタイプに属します。ダイエットをして体重を落とし、せっかく努力をしていたのに何かの拍子で突然ダイエットを止めてしまい、元の体重に舞い戻ってしまうのです。体重を減らすためには、自分の性格や気性にも配慮する最良のテクニックを見つけなければなりません。

第二章

食べ物ノートと
やせる習慣

食べ物ノートを書く

成功率が2倍アップする魔法のノート

新しい習慣は、変化を小さく抑えることで続けやすくなる。一気に大きく変えようとして燃え尽きる、といった心配もない。

グレッチェン・ルービン『人生を変える習慣のつくり方』

自分が好きな食品は何？　それをいつ、どのようにして、どの位の量を食べたらいいのでしょう？　同じ食べ物が万人の口に合うことはないので、各自が自らの食事スタイルを、いうなれば「オーダーメイド」の食事スタイルを決めなくてはなりません。このようなアプローチをより深めていくために適しているのが食べ物ノートを付けることです。もちろん、これは時間の無駄に見えるかもしれませんが、太り過ぎを朝から晩まで気にして過ごすことも時間の浪費になっていませんか？　さらに、食べ物ノートを付けている人のほうが、付けていない人よりも2倍速くやせるとの研究もあるのです。

食べ物ノートにはA5大のリング式バインダー

薄い墨ですら最強の記憶力に勝る

中国の格言

あなたが本当に変わりたい！と願うのであれば、小さな手帳では足りないでしょう。紙の取り外しが出来るリング式のバインダーを用い、項目順に分けて食べ物に関する情報を保存することをお勧めします。なぜパソコンやスマートフォンではなく、紙のノートにこだわるのかと言えば、スクリーンよりも紙のほうが柔軟に対応出来るのと、自分だけの世界の中で肯定的、具体的、そして実際的な事実に基づいた学習を可能にするからです。

ここに収集したメモは、今までの自分の習慣がどのようなものなのか気付かせてくれ、時間の経過と共にあなたにとって大切な参考資料となり、あなたを守り、力となってくれるはずです。さらに、自分の習慣に関連する記述を加えていくと、新たな解決策、違ったものの見方が広がってきたりするのです。また、やせるために自分に課す規則正しさ、意思表示、厳正さ、規律、見落とせない条件等を習得することも可能にしてくれます。手書きにしたメモは、自らの人生のかじ取りをしているという自信を与えてくれます。実際に規則的、且つ細やかにメモを取り続けていると、それだけ喜ばしい結果が付いてきます。

やせたい動機を書き記す

自ら定めた約束を守るために、自分を鼓舞する動機を書き記し、それを毎日読み返してみましょう。このようにすることで、失敗してしまった時でもめげずに済みます。あなたは今よりもやせたら何をしてみたいでしょうか？　どのような服を着たいと思いますか？　まずはどうしてやせたいのか、その主たる理由を決めましょう。それは出来るだけ特別でユニークなものにするべきです。そしてその目標を正確に、はっきりと記しましょう。もちろん目標は複数あっても構いませんが、代表的な目的はひとつだけ。それがあなたを導いてくれる目的となります。

例えば

・金輪際やせるための苦労をしなくて済むように、一生スリム体形でいたい
・この写真の時のようになるために、20kgやせたい
・10年前にニューヨークで買ったこのGパンが穿けるようになりたい
・私に合った一生変わることのない食餌療法を見つけて、それを変えることなくずっと続けたい

という具合に。

理想モデルの助けを借りる

私たちには皆、理想とする形、手本にするものがあります。それは家庭的、社会的、メディア的なものかもしれません。例えば、ある人の控えめな態度や健全な判断力、質

素な生き方に敬服したり、優雅な立ち居振舞いや女性らしさに見とれたり、知性に感心したりするような時に思い描く理想の形。この理想の形は、ある場所や生活様式、それが国の場合もあります。私たちはこの理想形を通常忘れていることが多いのですが、これは間違いなく私たちの個性の一部を形成しているのです。昔好きだったこと、憧れの人などを少し思い出してみてください。自分の今の現実の生活の中にこの理想形を「招き入れる」ことは、「自分を変える」プロセスにとってとても役に立つのです。

フードプログラミングを実践

「フードプログラミング」と呼ばれるテクニックはアングロサクソン系の国でよく用いられていますが、フランスではあまり知られていません。その目的は、私たちが食べ物に対して取っていたお決まりの態度を忘れることを、無意識領域に働きかけるというものの。例えば「皿の中のものは残さない」「食べ物は無駄にしない」というような、子供の頃に家庭環境の中で培われてきた習慣等がそうです。あるいは、「あとで空腹感を覚えるのが怖いから食べ過ぎる」という論理を理解することも同じです。

このフードプログラミングのテクニックは、私たちの無意識領域にこれまでよりも健全で新しい選択肢を根付かせてくれます。例えば、「好きなように食べる、でもその量は控えめに」というようなもの、あるいは、「ある朝起きたらすっかりスリムな体形になっていて、それはなんとも気持ちが良い」というような状況をイメージさせてくれます。

このテクニックは、自分の身体の声を聴くことも教えてくれます。身体の声が「はい、そこでストップ。あなたはもう十分食べました」と知らせてくれるようになります。そして、よりヘルシーな食べ物に惹かれるような感覚も味わわせてくれるのです。このプログラミングテクニックは、家族的な背景や感情、外的要因等が邪魔することなく、自己調節出来る、まるで生まれたての時のような自分の身体に立ち返らせます。セラピストの助けを借りることも役に立つのかもしれませんが、じっくりと十分時間をかけてイメージングし、断言することをメモに取り、そして規則的に練習を重ねることで、誰でも一人でこのテクニックを実践することが可能なのです。

私たちの脳は実際に体験したことと視覚化されたもの、現実と非現実的な想像上のものとの見分けがつかないと言われています。その分野の専門家によると、ひとつの「目標」を25日間、毎日視覚化する努力を続けると、脳内に新たな回路が造られ、そこに無意識のうちに、前向きな動機に突き動かされた新しい信条が生まれるのだそうです。そこで、ある日突然、あなたは目的に向けて行動を起こす自分自身を見つけるのです。体重を落とすことの難儀さをイメージするのではなく、例えば、それから得られる利得のほうに考えが自然に向いていくようになるのです。

いくつかのビジュアリゼーション（視覚化）の例を挙げてみます：

・自分に対する完全なメンタルイメージを出来る限り正確に作り上げる（服装、ヘアスタイル、化粧等）
・細くて身軽な身体の心地良さの感覚を想像する
・スリムな私は、あるシチュエーション（明確に、例えば知らない人の集まりで、というように）においてどのように振舞うだろうか？
・私自身が、もしかねてから敬愛する女優であったなら、食事の時にどのように振舞うだろうか？　何を食べ、どのような話をするだろうか？

・板チョコを2かけら食べたら残りは戸棚にしまう

お勧めの断言例（自分の好きな断言を加えて完成させる）

・自分自身の選択を管理出来るのは自分だけ
・やせるためには一日、また次の一日、そしてまたその翌日というようにじっくり取り組むべし
・失敗はない、諦めなければ
・夕食抜きでも死にはしない
・しっかり食べるか、または全く食べないか
・スリムな身体は自分にとって最高に居心地の良い住まいとなる

栄養情報を書き込む

最近、テレビで、日本の100歳のお年寄りたちについてのドキュメンタリーを観ました。その番組の中で紹介していたお年寄りのうちの一人は、健康維持に必要と思われ

る新聞記事や健康に関する情報などが貼られた大きなスクラップブックをカメラに向けて開いて見せていました。この方にとってこのスクラップブックは正にバイブル。読んだ本の要約、関心を引いたインターネットサイトのメモ書き、ドキュメンタリーのメモ、体重を落とすための様々なアドバイス等が見られました。覚えておくべきことを書き写すことは大変貴重な行為なのです。

やせるためには情報を収集したり、最近の医学論文の内容を検討したり、ブログを閲覧したりすることが求められます。いわゆる「素人」と言われている人たちでも医師と同じ位の説得力がある場合もあります。中でもトップモデルと呼ばれる人たちは、栄養に関する知識が豊かで興味深い様々なやせるコツを伝授してくれます。私はこのようなブログから、野菜を蒸すために蒸し器ではなく、栄養を逃がさずに調理出来るフライパンを使うことを学びました。熱したフライパンに軽く油を引き、野菜を入れ、水を大匙1杯ほど振り、蓋をして蒸す方法です。

さらに、やせることに成功した人たちの「サクセスストーリー」を見ると、どのような方法でやせたのかを知りたくなりますし、ちょっと真似もしたくなります。このようなドキュメンタリー番組は私たちに勇気を与えてくれます。ただし、中には「The

Biggest Loser」のような、肥満体の参加者に数か月でやせることを競わせる番組もあり、参加者が苦しむのをテレビの視聴者が喜んで観る趣向のものもあるので、ご用心。このような番組は許可されるべきではありませんし、番組のために数か月でやせる人たちは大抵番組収録後にリバウンドし、落とした数kgも元に戻ってしまうものです。

食べたものはすべてメモする

何でも逐一ノートに書き込むことに抵抗がある人は、食べたものをただ記録する、というのはいかがでしょうか？　何を食べたのか、その量と食べた時刻をメモするのです。これだけでも十分モチベーションになります。変化はすぐに訪れます（私の友人の一人はクッキー1枚でも、それをノートにメモすることを考えると面倒になり、間食が減ったと言います）。このように食べたものをメモすると、自分が食べたものと健康状態、そして体重との関係について自分なりの結論が出せるようになります。1ページを縦3列に分けます（A5の大きさがもっとも使いやすいサイズです）。

・左の列：食べた時刻、食品、量（g、mℓ、何杯、大匙小匙で何匙、何枚、何パック、何個）を記入

・真ん中の列：食べた場所、状況、周囲にいた人、テンションの原因、疲労度、睡眠不足、喉の渇き等（空腹度合い、または食べたい欲求や満腹状態を感じるままに説明）

また、「本当はチョコレートケーキを食べたかったけれど、代わりにリンゴを1個食べた」というようなこともメモします。他にも、食べたいけれどない食材もメモします。これらの情報は自分が食べたものを書き記すこと、またはそれ以上に重要なことかもしれません。今後自分は何を食べたらいい？といった食べ物の選択を先導し、自分の健康、体重にとって良からぬ状況に陥らないようにする役目を果たしてくれるからです。

・右の列：自分の体調を記入します。体重、便通、お腹が張る、疲労感、便秘、下痢、頭痛、吐き気、これらのデータは自分が食べたもの、その時の自分の気分、健康状態との関係を明らかにしてくれます。このリストは読みやすく簡潔にしておくことが大切です。あまり多く盛り込まないことです。

記録は意外に難しい

食事の記録をつけるうちに、食べた量を把握する難しさをいくつか見つけた。たとえば、「一人前」の計測。人は自分が食べている量に鈍感だ。実際、「一人前」より20％多くても少なくても、気づかずに食べるという調査報告もある。料理中のつまみ食い、大皿から取り分けて食べる、誰かとシェアして食べる、一口サイズのものがいくつも並んだ料理を食べる、といった場合も、食べた量を正確に測るのは難しい。

グレッチェン・ルービン『人生を変える習慣のつくり方』

自分が食べる量を決めることほど難しいものはありません。初めはすべてを記入するのが複雑で放棄してしまうかもしれません。でも諦めずにまた挑戦してみてください。何回か失敗を繰り返しているうちに出来るようになるはずです（喫煙者が禁煙を試みる際、完全に禁煙するまでに何回も失敗を繰り返すように）。

取るに足らないことやささいなことも含めます。特にコーヒーに入れるクリームやスペキュロス（小麦粉、砂糖、バターで作るベルギーのクッキー）、グラス1杯のワイン等。これらは何の役にも立たないものに思えますが、ひとつひとつ止めていくと、体重を減らしていく上で重要なインパクトを与えるのです。

最後に、飲んだり食べたりしたものをいちいち書き記すなんてやりたくない、という方は、自分の体重だけを毎日メモしてもよいのです。このことだけでも、日常を監視することに繋がり、従ってやせることにも繋がっていくのです。

食べ物日記はいつまで付ければいいの？

体重を落とす努力をしている最中は続けていたほうが良いでしょう。さらに新しい習慣が根付くためにもその後6か月間、または1年間行うことが推奨されています。

この期間は短いとも言えます。なぜならばこの日記のお陰で自分が食べる食品に変化が訪れ、理想的な体重もずっと一生維持出来るようになり、長く継続すればするほど、自分の食生活が改善されていくからです。この日記は自分にとって本当の意味での食餌療法の「条約」形成。これは、万が一横道に逸《そ》れたとしても、自分に合っている食べ方に再び戻ることを可能にしますし、さらに、どうしてこの食生活から遠ざかってしまったのか？　その原因を理解する手助けにもなるのです。

やせる習慣を身に付ける

習慣とはどんなもの？

習慣とは、何回も繰り返しているために無意識に機械的に行っている振舞いのことを言います。中でも破壊的な不正行為のような習慣は次第に消滅していき、逆に良い行為は強化されていきます。

反復的に訪れる葛藤場面（例えばカクテルパーティでオードブルのプティフールを食べる時）に直面した時はいつもとは違った振舞いをしたくなるでしょうが、新しい、より健全な習慣に取って代わるようになるでしょう（カクテルパーティのプティフールは食べないと決める、というように）。

「メンタル」なダイエットが不可欠

やせることはいくつかの信条を変えることを意味しますが、自らの習慣のいくつかを変えることにもなります。人間の脳神経は素晴らしい柔軟性を携えていて、人の一生の間に様々な変化に対応出来るように作られています。食餌療法の細かいことにこだわるよりも本質的な見方を失わないように、自分の習慣を変える訓練を始めてみましょう。この大仕事は一朝一夕には出来ません。ゆっくり、注意力と確信を持って行うことが必要となります。最終的にスリムな身体を手に入れるためには、新たな習慣を身に付けなくてはなりません。「習慣は第二の天性」と言われるように、それはあなたにとっても同じことが言えるのです。

大事を成すには小事から

一度にひとつ、少しだけ変えていくので、楽な気持ちで取り組める。

「一晩で新しい自分に生まれ変わる!」などという、無理難題を自分に押し

つけるのではなく、ひとつのちょっとした課題に取り組むだけだからだ。（中略）
いい習慣を身につけるたび、あなたは自分で自分を認めることができる。またひとつやり遂げるたび、やり遂げた自分に自信がつく。

アメリカの著述家　スーザン＆ラリー・ターケル共著　藤原和博訳
『「自分の壁」を破るいちばん簡単な方法―人生が一変する5つの「黄金ルール」』

一つの習慣の「種」となるものは小さな決め事に過ぎないかもしれません。ところがこのちっぽけな決め事を繰り返し行うことで良い習慣というものが芽を出し、強化されていくのです。そこですぐに結果を期待してはなりません。結果が身を結ぶまでには数週間、もしかすると数か月かかるかもしれません。

新しい習慣の効果を確認する前に投げ出してしまう人は落胆するでしょうし、フラストレーションに陥ることでしょう。努力をしているにもかかわらずそれが素早く体重を落とすことに繋がらないので、小さな習慣などは何の役にも立たないと解釈するからです。でもそれは間違いです。これらは無駄ではなく、ただ今は保留された状態にあるのです。ある日魔法のように信じられない結果に結びつくのです。

自然に身に付く「ちょい習慣」

毎日の生活は、習慣という目に見えないもので成り立っている。人は約40%の行動をほぼ毎日繰り返すので、わたしたちの存在も、わたしたちの未来も、習慣によって形づくられると言える。つまり、習慣が変われば、生き方も変わるというわけだ。

グレッチェン・ルービン『人生を変える習慣のつくり方』

良い習慣の利点は常に自己管理に気を付けなくても済むということ。ある誘惑に抵抗する、しない？　その都度決断を下す必要がなくなります。これはどれだけエネルギーの節約になることでしょう。ダイエットをすることは疲れます。常に気を配り、努力しなくてはなりません。私たちの脳もいつも「食べたい」という誘惑に抵抗することに疲れ切っているのです。

ところがちょっとした習慣が根付いていれば、考えることも、自分の意志に訴える必要もなくなります。オートマティズムが働き、意志がまるで筋肉の働きのようになります。そのオートマティズムが痛みもなく意志を操るようになるのです。

「新しいシステムを用いる」というのはいかが？

そう、ひとつだけ。考えてほしい。たったひとつに集中し、それだけを忘れないように取り組むのだから、これならどれほどたやすいことか。（中略）少なくとも数週間は新しいことに手をつけない。そうすれば、その変更は生涯続く習慣になる。

スーザン&ラリー・ターケル共著　藤原和博訳
『「自分の壁」を破るいちばん簡単な方法―人生が一変する5つの「黄金ルール」』

「数か月で何kgやせる」などと過酷な努力のお陰で到達する目標体重を掲げるよりも、あなたの習慣を変えて、生涯変わることのない新しい習慣を身に付けるというのはいかがでしょう。スリム体形になる前に、あなたは「自然とやせている」タイプの人間になることを心から願ってみる。すなわち、これからはやせている人のように振舞うようにするのです（そういう人たちは朝から晩まで食べ物のことで強迫観念を抱いていないでしょうし、自分の体重を維持するのに特別な努力もしていないはずです）。ひとつの目標に到達する前に、新しいシステム、すなわち「やせている人のように振舞う」というシステムを試してみるのです。

心理学者たちが言うには、目標というものは私たちの幸福を制限するもの。10kgやせるという目標を達成したら幸せになれるし、そうなれば少し譲歩出来る、と私たちは考えます。でも目標に到達するまでは戦いのみ。目標に到達するかしないか、達成出来なければ負けなのです。

まずは「システム」を、というやり方はその反対です。幸せになるためにあなたの目標体重を最終ゴールに持ってこなくても、このシステムに取り組んでいる間はずっと幸せでいられるのです。

マラソンをする多くのアスリートたちはある大会に勝つために何か月もトレーニングを積みます。しかし、その競技の最終ラインを越えたところでそれまでのトレーニングは終了するのです。目標が方向性を定めるのに良いものであるならば、システムは変化するために持ってこいのものです。どんなに小さな習慣でも、それが自分の日常を1％改善するものであったとしてもそれは微粒子のようなもの。それでも他の習慣と一緒に日々積み重ねていくと大きな変化を起こすのです。

やせる習慣をトレーニングしてみる

時々思い出したように行うのでは変化は訪れません。トレーニングは熱心に行わなくてはなりません。ある研究によれば、その期間は3〜8週間必要だそうですが、訪れた変化はその後一生続くものになっていくそうです。元日に決める一年の抱負がその翌日から守られないのは、具体的な変化を伴わないからです。新しい習慣は、自分の人生を歩んでいく中で、またはある一定のルーチンの中で、何かが寸断された時に取り組みやすくなります。例えば、感情的な別離、引っ越し、長い旅行など。

新たな習慣を身に付けたいと思う時には、具体的に何かを変えるようにしてみてください。それがダイニングテーブルの位置を変えることでも、少なくともテーブルクロス、または食器を替えるということでも良いと思います。

そしてもうひとつ重要なポイントは、毎日、週末も含めて、その習慣にあなたがしがみつくこと。自分の意思に頼らずに無意識に出来るレベルまでです。新しい習慣が身に付くようにするためには「疑問を抱く」ことを止めるべきです。

新たに身に付ける習慣は是非良いものを

私たちは人の性格の特徴に遺伝的な構成要素が見られるものかどうかなど問題にしなくなりました。というのもそこに遺伝子の影響をまったく見つけることが出来なかったからです

アメリカの心理学者　行動遺伝学者　ロバート・プロミン博士

プロミン博士は、習慣というものは私たちの人生を地獄のようにも、勝利の日々にも出来ると述べています。私たちの行動のほとんどが遺伝子に記されているのです。

心理学でいう「外向性」は人の出生時から分かるそうです（科学者が新生児室で音を立てると音のほうに振り向く乳児とそうでない乳児がいます。音のほうに振り向く乳児

は恐らく外向性のある赤ちゃんで、振り向かないほうは違うのです)。従って、自分の個性と相容れない習慣を取り入れようとするのは無意味なこと。

例えばあなたの友人の一人が炭水化物抜きのダイエットをしていても、あなたが低脂肪ダイエットのほうがいい、と思うのであれば、後者のほうがあなたにとっては恐らく上手くいくでしょう。あなたの生活スタイルの中でどのようなことを変えられるかよく検討してみてください(例えば、食事はお盆に載せてお箸で食べる形式にするとか、朝食は塩味のものにするとか)。さもなければ、今まで通りに食べてきたものを食べる、その代わり量を思いっきり減らしてみるとか。

もし、あなたにとって最初の一口が一番美味しいと感じるのであれば、食べ続けるうちにその美味しさの感覚が鈍ってきた時点で箸を置く習慣を付けてみるというのはいかがでしょう。自分の個性と相容れる習慣を作ることが重要なのです。例えばルーチンが嫌いで、悩みはつい間食をしてしまうということであれば、間食のスタイルを決めてみましょう。例えばお盆にドリンクとおやつを載せて、きちんと座って食べる、というように。

大切なことは、容易に実行可能な新しい「ちょい習慣」を作り、それを長期間、それが自分の「第二の天性」となるまで持続させることなのです。

習慣を変えるためにはアイデンティティを変えなくてはならない

自分の性格の長所、自分でも誇らしく思っている点があれば、それは、そこに関連する習慣を維持するための動機付けになります。日常生活に抱く思いや行いは、自分が意識的・無意識的にこうであると信じている人間像を反映するものです。

自分が肥満体形の家族に属している場合、家族のメンバーと違う行動をとることも、違う人になることも絶対に出来ないと考えます。恐らく「私はこの私でしかない、他の私はあり得ない」と何度も繰り返してきたことでしょう。

ポジティブな変化に対して一番の障害になるものは、専門家たちが「アイデンティティの葛藤」と呼ぶものです。自分に対して抱いているこのイメージが私たちの変化への道を閉ざしてしまうのです。体重を落とすためには、いくつかの信条を捨てなくてはなりません。自分が信じてきたその信条、あなたはそれを持って生まれてきたのではないのです。それはあなたが後天的に教育と時間と共に、徐々に、得てきたものです。

毎朝ベッドメーキングする人はそれをすることで「きちんとした人」という個性を、レッテルを身に付けることになります。習慣が繰り返されるたびにその習慣に関連するアイデンティティが強化されるのです（アイデンティティという言葉はラテン語の"essentitas"すなわち「存在」"être"と"identidem"すなわち「繰り返す」を意味し、文字通り「繰り返す存在」という意味になります）。

習慣を変えるには「極端に」なりなさい

心理学者ニール・イヤールは自身の著書"indistractable"（気が散らなくなる：注意をいかにコントロールし、人生を選び取るか）の中で、新たに習慣を身に付けることは古い習慣を捨てることとは全く異なると言っています。新たな習慣を作るためには新たに自動的に行える「振り」と「態度」の組み合わせが必要になりますが、捨てるのには全く別なプロセスで行います。

例えば、ビタミン剤を毎日飲むことを習慣にするとします。それを忘れない秘訣は、何か別なルーチンの傍にそのビタミン剤を置くことです。例えば歯ブラシの近く、またはコーヒーマグの横とか。時の経過と共に、この行為は考えなくても出来るようになります。

しかしながら、砂糖を一度にいきなり断つのはかなり難しいことになります。なぜならば、砂糖は多くの食品にすでに含まれているからです。しかし、初めは例えばコーヒーに入れる砂糖だけに限ってみる、でもそれはしっかり守る、というのであればそれほど難しくはないはずです。ひとつの習慣を止める場合は、後々止めたことで不足感に悩まない、と分かっているものを選ぶことです。これはあなたのアイデンティティの一部を変えることになります。

その習慣を止めた数週間後にノートにその日付と共に記しましょう。するとそこで「私には出来ない」から「私はしない」に変わるのです。そしてあなたが止めた習慣のリストを読み返してみてください。自分が出来ると自覚することになるでしょう。そして次の新たなアイデンティティに専心していけばよいのです。一歩ずつ、少しずつ、無理をせずに。

しかし、これが常にあなたに誇りをもたらすものでなくてはなりません。この「段階的に極端に」方式は大変効果的です。あとから止めることが出来た習慣を振り返ると、またさらに新たな目標を立てたくなるものです。

悪い習慣からは緩やかに抜けるように

私たちはみな2つの苦痛のひとつで苦しまなければならない。訓練の痛みか後悔の痛みである。その違いは訓練の重みは数オンスであるのに、後悔の重みは数トンもあることだ。

アメリカの起業家　経営コンサルタント　ジム・ローン

このことは専門家の誰もが認めています。悪い習慣から脱するためには（食べ物に関することから他のものも含めて）、それに代わる新しい習慣を用意する必要があるのです（それは例えば仕事に行く道順を別な行き方に変更する、というようなものです）。

それは自分の好みの味、自分に合った食餌療法で新しい食習慣を始めてみることかもしれません。大皿を小ぶりの皿に変えてみること、商品に貼られた食品成分表をよく読むこと、糖質や添加物が含まれていないか確認することかもしれません。

また、逆説的になりますが、自分の欲求を抑制しないで、むしろ自分の欲求を意識してみる、というものでも良いのかもしれません。「これを食べたいという欲求は受け入れよう。でも抵抗してみることも受け入れてみよう。デザートを拒否したとしてもどうってことはない」と考えて、食欲をそそるケーキを忘れるために、今晩準備するつもりのフェタチーズサラダとスモークサーモンに自分の関心を集中させることも出来るのです。

出来るだけ簡単に出来るものにする

習慣に関する研究を進めているジェームズ・クリアーは、良い習慣を作るためには様々な条件が必要で、さらにその習慣を明白で魅力的、容易で満足度の高いものにしなくてはならないと述べています。

私たちには常に一番簡単に出来ることを選びたがる傾向があります。ですから、ダイエットを始める場合も、一番良いのは新しい習慣が根付くまでは一定期間それに関連する別な習慣を止めることです。例えば、「パンを食べない」という習慣が完全に身に付くまではレストランで食事をするのを止める、というように。これはさほど難しいことではありませんね。その秘訣は、まずは「難しい」ことを減らす、またはなくすこと。その習慣を不変なものとするために、いつもすらすらと容易に出来るようにすることが大事なのです。

例えば、「朝食を英国風にする」と決めた場合、前夜にはキッチンに卵とベーコン、フライパンとサラダオイルを出しておきます。このようにしておけば、翌朝、この朝食を作るのが重荷になりませんし、数分で出来るでしょう。この「数分」がその日一日のあなたが取る行動を決定するのです。

さあ、ランチにはカフェに入りますか？　それともレストラン？　この選択をする一秒の瞬間が、私たちが何を食べるのかを決定するのです。それが前者の場合は、シンプルなオムレツとサラダ、後者であれば前菜、メインディッシュ、デザートのコース料理になります。

止めるべき悪い習慣のチャート

習慣には黄金のルールがあります。とても簡単です。悪い習慣を変えるには、新しい行動パターンを、繰り返して習慣化させるのです。（中略）習慣やマインドセットや性格は変えられないと思っていませんか？　実はどれも変えられるのです。（中略）あなたのいつもの精神状態や習慣も、わずか5秒の決断で変えられます。こうした小さな決断を積み重ねていくうちに、あなたの性格、感情、生き方も大きく変わるでしょう。

アメリカの作家　CNNコメンテーター　メル・ロビンズ
『5秒ルール――直感的に行動するためのシンプルな法則』

具体的なプランのみが前進することを可能にし、自己コントロールが出来ていることを実感させてくれます。まずは大きいものから降順にあなたの減量の邪魔をする悪い習慣をリストアップしてみてください（それは間食でしょうか？　それとも量が多過ぎる？　食事作りの要領が悪い？　等々）。

次に、その中であなたにとって一番重要と思う習慣を選んでください。それを表の最初の欄に書き込みます。表は縦割りに15の欄を作り15日間実行します。毎日チェックマークを入れるか0と記入、または1～10の10段階評価にします。例えば「毎食野菜を2種類食べる」と決めて、朝食と夕食は食べたけれど昼食には食べなかった場合、あなたの採点は8になります。一日中全く野菜を食べなかった場合は0になります。この習慣を続けていると、もしかすると良い解決策が見つかるかもしれません。例えば朝食に野菜スープを飲む、野菜サラダを少量食べる、またはバッグに生の人参スティックやキュウリスティックを持ち歩き、間食の代わりにするというようなもの。

この習慣が身に付いたら、次のステップに進みます。ただ、次に進むまでにこの習慣が90％完成しているようにしましょう。たとえ評価が8であっても、それを必要な期間実践してください。

お勧めの3％ダイエット

辛い思いをせずに数kgほどやせたいと思うのであれば、日本で3％ダイエットと呼ばれている食餌療法がお勧めです。

その目的は、自分の体重の3％をゆっくりと時間をかけて、でも確実に落としていくというもの。例えば6か月で2・4kg（1か月で400g）。これを小さな努力で2種類ある脂肪を減らすのです。一つめは皮下脂肪（指で腹部、腿、ふくらはぎの皮をつまんでみてください）。それと二つめが内臓脂肪（男性の場合、ウエスト周りが85cm、女性の場合は90cmあると内臓脂肪が多いとされます）です。皮下脂肪は喉に関連する問題を引き起こします（不眠症、無呼吸症候群など）。呼吸気管周りに脂肪が付くからです。それと同時に歩行を困難にします（関節や筋肉損傷）。内臓脂肪は消化と血流の問題を引き起こします（脳梗塞、心不全などの病気）。この内臓脂肪を落とすためには3か月から6か月間、食事の量を3～5％減らす必要があります。皮下脂肪の場合は内臓脂肪よりも落とすのが困難とされますが、6～12か月間続ける必要があります。

3％ダイエットのためのミニ習慣

・毎朝体重を量る
・ランチに追加で一品付ける時はサラダを選ぶ
・外で飲む時以外はアルコールを控える。家では夜、グラス1杯のみ

・パンあるいは米は一日50gまでに抑える（これで一か月で1kgやせる）
・米を主食にした場合、ご飯を減らしてその分野菜を多くする
・一度に一口、ゆっくり食べる、一口に集中する
・軽い運動を少しだけ、毎日行う。テレビを見ながら、掃除機をかけながら
・コーヒーはブラックで
・エスカレーターやエレベーターではなく、階段を使う

第三章

質の良い食べ物

吸収スピードの遅い糖質、速い糖質

砂糖が最大の敵

食事の量やその回数が私たちの健康や体重に影響を与えるのであるならば、もっとも効率の良いやせ方は恐らく食品の選択、すなわち何を食べるのかで決まってくるでしょう。それは分かり切ったこと、それなのにやせられないのはどうしてでしょうか。

やせるためには、その選択肢を少し変えてみるだけで済みます。まずは砂糖が及ぼす害についての理解を深めてみましょう。脂肪（良質の脂肪）を恐れることがないこと、あとは工業生産された食品をあまり信用しないこと。

この章は食べ物についてのちょっとした「注意喚起」。ダイエットに詳しい人たちにとってみれば、もしかすると当たり前で分かり切ったことかもしれません。

なぜ砂糖を止めたほうが良いのか？

健康な人間はやせている人。しかしそのために空腹に耐える必要はない。小麦粉、でんぷん、そして砂糖を止める。それだけだ。

コロンビアの人類学者　社会学者　作家　サマエル・アウン・ベオール

インドのように、ベジタリアンが多い文化においての食事は健康に良いと思われがちですが、インドでも「がん」は多く見られる病です。この国では甘味の強い食品、米またはナンの消費が多過ぎるのです。

反対に肉食系の人種、イヌイット、マサイ族、あるいは昔のアメリカ先住民には「がん」の発症は極めて少ないと言われています。

肉や脂肪ではなく、病気の原因は糖質なのです。血管系の病気、カリエス、盲腸、胃潰瘍、胆石、静脈瘤、がん、認知症等、「現代病」に位置付けされているこれらの病は、文明が発展するに従い、また砂糖、加工食品、化学物質等の摂取の増加に伴い、増加の一途を辿っています。糖質は人間の体内組織を酸化させ、あらゆる慢性的な病気を誘発させる状況を作り出し、腸内フローラの調子を狂わせ便秘または下痢を引き起こします。肝臓にダメージを与え、そうなると脂肪が分解されにくくなります。貧血状態と血圧の降下を招き、身体を老化させるのです。身体中の組織や血管は血糖値の上昇により硬化し、ダメージを受けます。特に精製された小麦粉で作られた白色パスタは代謝、また消化吸収も遅くすると言われています。さらに糖質を過剰に消費すると、神経の興奮状態や攻撃性を引き起こすとも言われています（広島のある精神科医は統合失調症の患者に糖質の摂取を禁止していると聞きました）。

糖質摂取による問題では麻薬患者によくみられる「判断力の低下」も見受けられます。さらに膝の変形のような変性疾患において炎症を引き起こすのも糖質です。最近では、糖質の過剰摂取とてんかん、アルツハイマー、パーキンソン病といった病との関連を調べた研究がようやく重要視されるようになってきました。『アルツハイマー病　真実と終焉』の著者であるデール・ブレデセンの研究はこの事実が間違いないことを証明しています。

しかし、これらの発見をまだよく知らない医師には、同僚から変わり者扱いされるのを恐れ、患者に糖質抜きの治療を処方することを躊躇する者もまだ多くいるようです。

糖質が私たちを太らせる

砂糖（糖質）が嫌いな人はいないでしょう。動物でさえも砂糖を好むと言われています。砂糖は私たちが日常食べている食品の中に姿を変えて隠れています（その種類は60ほどあると言われています）。また、ソースや缶詰など、砂糖はなんとスーパーマーケットで売られている食品の約75％に含まれていると言われています。私たちが太りやすいのには、これらの食品が広く関わっていると言えるのです。

精製された小麦粉で製造された食品（パン、シリアル、パスタ）、液糖（ビール、フルーツジュース、清涼飲料水）、でんぷんが多く含まれる食品（ジャガイモ、米、トウモロコシ）、これらの食べ物は私たちの血液をあっと言う間にグルコース（ブドウ糖）で満たします（工場生産の食パン一枚には小匙5杯分の砂糖が含まれます）。

私の知人のテオさんは面白い表現で説明してくれました。糖質はまるでクレープ生地の中の砂糖のように、私たちの血液中で凝固するというのです。それではこの糖質は一体どこへ行くのでしょう？　もちろん脂肪細胞の中です。

インスリンが糖質を燃焼させる

毎日何回も糖質を消費していると、インスリンの値はそのたびに上下します。このインスリン値の上昇下降する動きが血管を傷つけ、身体を太らせるのです。取り込んだ糖質すべてをインスリンが燃焼させられなかった場合、これらの糖質は脂質（脂肪）に変化し、脂肪細胞に蓄積されます。これらの糖質が甘く燃焼速度の速いものであればあるほど私たちの身体は太りやすくなるのです。

大匙一杯の砂糖は瞬時に脂肪細胞に蓄積されます。インスリンがそれを完全に燃焼できないからです。肝臓に関して言えば、肝臓は、角砂糖15個分ほどの糖質（単糖質、燃焼速度の速い糖質、遅い糖質）を蓄えることは出来ますがそれが上限で、それ以上は受け入れられません。残りは脂肪細胞に蓄積されるのです。

インスリンの働き

インスリンは血液中の糖の値を減らすために身体が分泌するホルモンです。実はインスリンの分泌は、私たちが食べ始める前からすでに始まっているのです。食べることを考え始めるだけで刺激を受けるからです。最初の一口二口で分泌量は増加します。インスリンの役割は、まずは食後、私たちの身体が血糖値をコントロール出来るように、血液中に流れる糖質を燃焼させることです（高血糖は命にかかわることがあります）。この糖質が燃焼されて初めて、身体が活動するために脂質を燃焼し始め、すなわち身体はやせ始めるのです。

ところが、私たちが糖質を食べ過ぎて、それに対応しようとインスリンが大量に分泌されると、私たちの身体には脂肪を燃やす機会が提供されなくなってしまうのです。

糖質が空腹を招く

（レフ・トルストイの長男セルゲイが記録したトルストイの生活パターン）

そのあと父もやってきて、朝食をとる。いつもガラスの器に入れたゆで卵を二つ食べた。そのあと父は午後五時までなにも食べない。

糖質であるパンは空腹を満たしてはくれません。その反対で、空腹を「招くもの」です。マクドナルドで食事をしても、空腹が満たされないことはよくあることです。

試しにベーコンエッグを朝食に食べてみてごらんなさい。いつも朝の10時頃に覚える空腹感が来ないことに気が付くでしょう。糖分はインスリンと私たちのエネルギー消費量と食欲の調節を行うレプチンの正常な分泌を阻害します。これらのホルモンの働きが阻害されると、私たちは甘いビスケットの誘惑に簡単に負けてしまいます。甘い食べ物は満腹感を与えてはくれません。満腹感を味わう前に気分が悪くなるのが常でしょう。

砂糖は麻薬

たった飴玉3つ舐めるだけで、血糖値は推奨されている一日の標準値を超えてしまいます。そうなると膵臓はインスリンを多めに分泌しなくてはならなくなります。

２００７年にフランス国立科学研究センターは、砂糖の中毒性がコカインのものよりも強いことを証明し、世間を驚かせました。それは、予めコカインと砂糖に十分に慣らしたマウスに、どちらかを選ばせるという実験。マウスは砂糖を選んだそうです。砂糖はコカイン、アルコール、またはニコチンと同じ反応を脳内に起こすということが判明し、専門家たちもそれを確信しました。砂糖こそが私たちの食生活を狂わす張本人なのです。

フルーツを食べると太る？

フルーツは太るという医者もいれば、否定する医者もいます。特にバナナに関しては、甘味が強いので一般的にバナナを食べると太ると言われています（砂糖の中で一番甘味が強いのがフルクトース）。あなたがもしフルーツに目がないのであれば、残りの人生フルーツを食べるのを止めなさい、とまでは言いませんが、せめて減量目標の数kgを減らすまでフルーツを断つのも一案かもしれません。

減量を達成した暁には量を決めておやつとして、比較的糖分の低いイチゴやキウイ、キイチゴ等を食べると良いと思います。でもこれはあくまでもその前に脂肪細胞を空にしてからです。

気を付けたいのが、ドライフルーツです。ドライフルーツにはフルクトースが大変多く含まれます。100gで304㎉ある干しブドウは飴玉と一緒です。ドライナツメヤシ75gの糖分は砂糖小匙14杯分に相当します。フルーツがもたらすビタミンなどの栄養素の不足を心配する人もいるでしょうが、その分野菜を摂れば十分補うことができます。

やせたいと思う前に砂糖を断ちましょう

数か月間だけ精製された砂糖の摂取を止めることは、快挙とは呼べません。ましてや、数か月後にまた砂糖を摂り始めるというのであればなおさらのこと。これは完全に断つ必要があります。思い出してください。砂糖は様々な食べ物の中に隠れているのです。フルーツにはフルクトースの形で。乳製品にはラクトースという形で。普通の砂糖には蔗糖《しょとう》という形で。小麦粉等ではでんぷんという形で。しかし、これらの砂糖は皆同じではありません。複合糖質、すなわち燃焼が遅い糖(全粒粉パン、玄米、豆など)は燃焼が速い糖よりも害が少ないと言われています。

一番良いのはこれらの食べ物の消費量を少なくすることです（お米またはパスタの場合は一日大匙1～2杯、約30g、パンは一日一切れ）。または、目標体重に到達するまでは完全に止めてみるというのも一案です。一定期間、糖質を完全に止めてみるのはやせるための一番の近道であると同時に、ダイエットの成功の50%を約束するものです。目標体重を達成した暁には、楽しみのために少しずつ、少量を自分に許してあげても良いと思います。餃子の皮、肉に照りを付けるためにはちみつを垂らすというように。またヨーグルトや、サラダドレッシングに少し甘味を加えるためにオリゴ糖を使う手もあります（オリゴ糖は熱に弱いので加熱は出来ません）。

完全に糖質を断つことは危険ではないでしょうか？

血糖値が食べ物から消費するものと身体が生産するものの両方に依存していることを知らない人が意外とたくさんいます。

私たちは食べ物（ラクトースの場合、野菜や乳製品）から糖質を吸収するわけですが、身体が生成するケトン体、これがその日体内に蓄積された脂肪を燃焼する時、身体からも糖質を吸収します。そして私たちの脳が必要とするエネルギー（糖質）の4分の3をこのケトン体が供給するのです。それ故に、脳に必要な糖質を十分に供給するためにも、私たちの身体が脂肪から糖質を吸収出来るように臓器を定期的に休ませる必要があるのです。

なぜ毎日米を食べてもアジアの人たちは太らないの？

現代医学の仮説は2つあります。

ひとつは、糖質を野菜と組み合わせて一緒に消化することで、摂った糖質の血糖値を低下させるという説。アジアの人たちは伝統的に米と一緒に野菜、わかめなどの海藻類、魚介類をたくさん食べ、肉、乳製品、フルーツまたは脂肪の摂取が比較的少ないため、太りにくいと言われています。

もうひとつの説は、アジアの人たちが何千年も昔から米を消化してきたため、唾液の中にでんぷんを甘い糖に分解するアミラーゼ遺伝子を多く持ち、平均で7個持っていることが確認されているそうです。このアミラーゼ遺伝子の数が多い人ほど、でんぷんを食べても「太りにくい」体質なのだそうです。

鍵を握るのが、膵臓から分泌される「インスリン」というホルモンで、これが出過ぎると太りやすくなることも分かっています。アミラーゼ遺伝子が多い人はインスリンの分泌量も平均よりおよそ20％も少ないとのこと。つまり、日本人にはご飯などのでんぷんを食べてもインスリンが出過ぎずに、太りにくい人が多いと言えるのだそうです。

また、アジア人が腸内フローラに「プリボテラ菌」と呼ばれるバクテリアを宿していて、これが米などの糖質から「短鎖脂肪酸」という物質を作り出し、それが脂肪の燃焼を促して肥満を防ぎ、動脈硬化や糖尿病を予防するなど、優れた健康効果があることが明らかになっているそうです。私が観たこのＮＨＫのドキュメンタリー番組では、ラオスに住むある少数民族の女性が毎日約１kgの米を消費しながらも体重が増えることも、糖尿病や高血圧を患うこともなく健康を保っているのはこの腸内バクテリアのお陰であると締めくくっていました。

アツアツよりも少し冷めてから食べる

優雅さを尊重していた昔の日本人は、ご飯を茶碗に3回に分けて盛っていたと言われています。これは茶碗からご飯の湯気が立たないようにするためでした。今日では、科学的にも、ご飯はアツアツよりも少し冷めて温かい位が健康に良いと言われています。それはご飯のでんぷん成分の一部が冷める際に蒸発するからです。

西洋でも、祖父母世代の人たちには焼き立てのアツアツのパンは食べては駄目と言われていました。今日、イタリア人は太らないためにパスタを少し冷ましてから食べます。

スリランカのケミカルソサエティに所属する化学者たちは米の糖質を低く抑えるため、興味深い調理法を発見しています。2分の1カップの米に1カップの水とココナッツオイルを小匙ひと匙加えて弱火に掛け、20分間炊き、炊き上がったら一晩冷蔵庫で寝かせるというものです（食べる時はそのままでも、温め直しても良い）。ココナッツオイルがこれらのでんぷんの糖質を中和させ、インスリン耐性を作るのだそうです。

グリセミック・インデックス（GI）を基準にする

グリセミック・インデックスとは食事から摂取する糖分の血糖に及ぼす影響を測る指標。これは食べ物に含まれ、血糖値上昇に影響を及ぼす糖質タイプを表すために用いられている。

ジェニー・ブランド・ミラー博士、ケイ・フォスターパウエル、ステファン・コラギウリ共著『やせる！ 低GIダイエット』

グリセミック・インデックス（GI）とはある食品が血糖値、すなわち私たちの血液中の糖の値を上昇させる度合いを表した指標です。体重を落とすために他の基準（適正なカロリー、油の質、食品の組み合わせ、食べる量を適正にするなど）も考慮しなくてはなりませんが、2つある食べ物のうちどちらを選ぶ?という場合に、消化吸収速度が遅く、急激な血糖値上昇を招かないほうを選ぶに越したことはないと思うのです。摂取カロリーに比べたらこれはマイナーな指標ではありますが、グリセミック・インデックスを考慮することは減量の大きな味方になります。定義ではブドウ糖のGIは100です。白パンのＧＩは95、インスタントのマッシュポテトは85、コーンフレークは81、茹でたジャガイモは72、白米は64、白色パスタ44、白いんげん豆29など。フルーツのＧＩは概ね高くなっています（メロン、パイナップル、柿、マンゴー、スイカ、ブドウ、パパイヤなど）。

あなたがいつも食べている食材のＧＩを調べるには、ＧＩ値を扱っているインターネットサイトを参照してみてください。

ＧＩ値はいつも同じ？

いいえ、ＧＩ値は変化します。野菜やフルーツの場合、種類だけでなく、熟度、加熱、冷却、加工処理（例えば攪拌、ペースト加工）によっても値は異なります。よく熟したバナナは青いバナナよりも糖分が多いし、蒸したジャガイモのＧＩは茹でたジャガイモをペースト状にしたものよりもＧＩの値は低いのです。バスマティ米（インディカ米）はフランスのカマルグ地方で穫れる白米をはじめ、なんと玄米よりもＧＩの値は35も低く、太りにくいとされています。蕎麦粉は小麦粉よりもＧＩ値が低く、べっ甲色になるまでよく炒めた玉ねぎのＧＩ値は生玉ねぎのものよりも太りやすいのです。

サラダに限らず食物繊維が多い他の食べ物（これらの繊維が血糖値を下げます）と一緒に食べる一切れのパンは、単体で食べるパン一切れよりも太りにくくなります。このような場合、バター付きバゲットでさえ、バターを塗らない一切れのパンよりもグリセミック・インデックス（ＧＩ）の値は低くなるのです。

ランチに蕎麦を食べるのは減量のためにも健康のためにも「妙薬」のようです。私の友人はランチに洋食ばかり食べていたためすっかり太ってしまいましたが、ランチを蕎麦に変えてから6か月で10kgも体重を落としたと言っていました。

カロリー計算は役立たない

おおよそ二時間後、インスリンのピークが血糖値レベルを激減させます。ここで皆次の食事の前にスナック菓子を食べたくなるのです。

「高グリセミック・インデックス食品、過食、そして肥満」から抜粋
小児科学 1999,103 (3):E26

徹底した砂糖反対派であるアメリカの物理学者デヴィッド・リュドウィック博士が子供対象に行った研究では、高グリセミック・インデックス食品で構成された食事は結果的に食欲を増加させ、それが一部の子供たちの間食の原因で、ただし、これは肥満児に限られたことではないと語っています。やせることを願うのであれば、食べ物のカロリーのみ気にするのは戦略としては効果的ではないようです。

私たちのように専門家ではない場合、カロリー計算にこだわり過ぎるのはあまり役に立たないということだけは覚えていてください。大切なのは、賢く食べること。すなわち、甘味を控えめに、低グリセミック・インデックス食品を、少量食べるようにするのです。賢く食べる、とはパン、パスタの消費量を思い切って減らすこと。バナナよりもリンゴを、間食はチーズひとかけら、鶏のスペアリブ、アーモンドやクルミ一つかみというようなもので代用する。このような小さな変革が、長期的には減量に意義深いインパクトを与えるものとなるのです。

郵 便 は が き

お手数ですが、
切手を
おはりください。

1510051

東京都渋谷区千駄ヶ谷 4-9-7

(株) 幻 冬 舎

書籍編集部宛

ご住所 〒 都・道 府・県	
	フリガナ お名前
メール	
インターネットでも回答を受け付けております https://www.gentosha.co.jp/e/	

裏面のご感想を広告等、書籍の PR に使わせていただく場合がございます。

幻冬舎より、著者に関する新しいお知らせ・小社および関連会社、広告主からのご案内を送付することがあります。不要の場合は右の欄にレ印をご記入ください。

不要 □

本書をお買い上げいただき、誠にありがとうございました。
質問にお答えいただけたら幸いです。

◎ご購入いただいた本のタイトルをご記入ください。

『　　　　　　　　　　　　　　　　　　　　　　』

★著者へのメッセージ、または本書のご感想をお書きください。

●本書をお求めになった動機は？
①著者が好きだから　②タイトルにひかれて　③テーマにひかれて
④カバーにひかれて　⑤帯のコピーにひかれて　⑥新聞で見て
⑦インターネットで知って　⑧売れてるから／話題だから
⑨役に立ちそうだから

生年月日	西暦	年	月	日（	歳）男・女

ご職業				
	①学生	②教員・研究職	③公務員	④農林漁業
	⑤専門・技術職	⑥自由業	⑦自営業	⑧会社役員
	⑨会社員	⑩専業主夫・主婦	⑪パート・アルバイト	
	⑫無職	⑬その他（		）

ご記入いただきました個人情報については、許可なく他の目的で使用することはありません。ご協力ありがとうございました。

砂糖を断つという解放感

私には砂糖なしなんて無理？　ということは、あなたの身体は健康体ではないということです。体重を落とすことを考えるよりも先に、砂糖断ちを望むことから始めなくてはなりません。そうすれば自然にやせますし、気分も解放されます。あなたの欲望と戦う必要もなくなります。あなたが（お尻の贅肉に付けるのではなく）ゴミ箱にプレゼントのクッキーを投入することで、ひとつ「誘惑」という名の苦しみが消えるのです。

砂糖を断つとどのような症状が出るのでしょう……

エネルギー不足、疲労感、吐き気、脱水症状、下痢、便秘など。でも心配はご無用です。これは糖質不足の一時的な禁断症状に過ぎません。この反応は普通なのです。断食をする人たちはよく心得ていることです。しかしながら、この不快な身体反応のせいで（確かに不快ですが、この反応は3～4日以上は続くことはありません）、数時間後、または数日後に止めてしまう人がいるのです。無理なく砂糖を断つ方法として一番良いのが、糖質を多く含む食品の量を減らせるところ、例えばコーヒーに入れる砂糖を止める、甘い清涼飲料水などを止めてみるというところから始めることです。次に低糖ジャムや甘味を抑えたビスケットにしてみる、バナナやブドウの代わりにリンゴにする、白パンではなく全粒粉パンにする、粘りの強い米でなく米粒の長いインディカ米にする、など段階的に摂取する糖分を減らしていきます。このようにするとその次の段階のジャムやビスケット、パンや米、パスタ、マッシュポテト等が止めやすくなります。

一日50gの糖質ボーナス

ルールが厳し過ぎるのが多くのダイエットの落とし穴と言えます。ほとんどの場合、我慢出来ずに継続することを諦めてしまいます。この罠の裏をかくにはどうしたら良いでしょう。糖質を完全に排除したダイエットは、強制的にその摂取を抑えることからリバウンド現象を起こします。食事をより楽しく美味しくするために「一日50gの糖質ボーナス」というおまけを付けてみませんか（これはもちろん任意です）？この50g、あなたのお好きなものを食べることで「ダイエットをしている」という気分にならずに済みます。

50gの糖質と言えば、お粥にしてもいいですし、朝食に小さな食パンをこんがり焼いてもいいでしょう。クリスピーピザ一切れでも、小さな春巻2個、コーンスターチでホワイトソースを作ってグラタンにしても、キヌアのサラダを作っても良いでしょう。たった50gの糖質でも、作れるメニューは際限なくあります。過酷な食事規制で体重をキープしている人が多くいますが、ちょっとした工夫で無理をせずに減量することも出来るのです。

バッキンガム宮殿の住人とダイエット

英国のバッキンガム宮殿に住むイギリスの王室の人たちは大変厳しい規則を遵守しなくてはならないそうです。女性たちはベージュのハイヒールを履き、ネイルの色はピンクがかったベージュと決められています。しかし、それだけではありません。

王室のメンバーは太ってはいけないのです。パスタや米料理を食べられるのは公式ディナーの時のみ許されているとのことです。

脂肪と満腹感

脂肪を食べても太らない、というのが本当だとしたら？

ここでの問題の1つは、専門家であろうとなかろうと、人々（私を含む）が自分たちにとって大切な問題についての証拠を再検討しようと決めたとき、彼らは自分たちが見たいと思うものを見てしまう傾向にあることである。これは人間の本性であるが、これでは信頼性の高い結論にはつながらない。（中略）

低脂肪食は心臓病、脳卒中、乳がん、大腸がん、ついでにいえば脂肪の蓄積に関しても、有益な効果が認められなかった。脂肪と飽和脂肪の摂取量を減らすこと、脂肪質の食物を果物や野菜、全粒穀物に置き換えることは有益な効果をまったくもたらさなかった。（中略）

彼ら（研究者、医師、公衆衛生の専門家、健康の各種団体）がなんらかの助言を与える際、彼らは私たちのためを一番に思っているが、その「助言」は私たちにとって有益であるよりも、むしろ害を与えるということである。

ゲーリー・トーベス『ヒトはなぜ太るのか？　そして、どうすればいいか』

医学的な新たな発見や情報が今日では世界中でいとも簡単に共有出来るようになったことは、栄養学における根拠のない学説に終止符を打つことを可能にしました。今日ではコレステロールは動脈を塞ぐものではない、ということも分かっていますし、脂肪が私たちを太らせているのではないことも、塩分が高血圧の直接的な原因ではないことも分かっているのです。

飽和脂肪酸が私たちのコレステロール値を上昇させるから、それが私たちの動脈を塞ぐという仮説も、30〜40年前の知識です。仮にあなたが朝食のベーコンエッグをコーンフレーク、牛乳、バナナに変えた場合、あなたのコレステロール値は確かに減少するかもしれませんが、あなたの中性脂肪は増加するのです。公然とこのテーマを取り上げることに医療当局は難色を示しています。なぜならば、この30年間言われ続けてきたことの大部分を否定することになるからです。トーベスが研究に研究を重ね、ようやく証明するに至ったことは、私たちを太らせるのは脂肪ではなく糖質だということなのです。

私たちの脳は脂肪を必要としている

健康のため、そしてやせるために脂肪を食べなさい？　これは実はかなりショッキングな主張です。しかし、ご存じの通り、今日の科学は脂肪が私たちの脳及び他の臓器にとっての必須栄養素と断言しています。脂肪なしでは私たちの身体は機能しないのです。脂肪が身体機能の均衡を保ってくれるのです。

オメガ3が脳のニューロン被膜の再生になくてはならない栄養素であり、どれだけ重要かについて異議を唱える人はいないと思います。オメガ3が不足すると私たちは記憶障害、気分の落ち込みを生じ、ストレスに敏感になり、アルツハイマーなど高齢化による認知症、パーキンソン等の脳にまつわる病が発症すると言われています。

脂肪が満足感を与える

例えば、もしヨーグルト、ビーフステーキ、乳脂肪分5％の牛乳が私たちをやせさせるものであったなら、今頃私たちは60年代のツイッギーのように細くなっていたことでしょう。

それではなぜ脂肪分の多い食事で一日をスタートさせることが好ましいのでしょう？ それは脂肪が身体を支えるものだからです。研究所における実験がはっきり示しているのは、脂肪がドーパミンのように脳のいくつかの部分に働きかけているということです。

バターには糖尿病を抑止する作用があり、健康にとても良い脂肪とさえ言われています（バターにはヘプタデカン酸が含まれています）。オリーブオイル、アボカドオイル、クルミ油等の上質な植物性油、及び魚に含まれる油の効能に関しては申し上げるまでもないでしょう。医療界の研究者たちは全員一致で地中海における食餌療法を最高のものと認めています。

しかし、ここで注意して頂きたいのが、最近人気のケトン式ダイエットのように、やせるためにひたすら脂肪を摂取することを勧めているダイエットです。これが間違った方法で実践されると大変危険です。脂肪は直接的な太る原因にはならないものの、無思慮に分別なく食べてしまえばやはり太ります。健康にとって最高の脂肪もあれば、中には健康を害するものもあるので、妄信せずに、少し距離を置く必要があると思います。

脂肪の摂り過ぎは脂肪の摂取不足よりも害を及ぼす

ハム・ソーセージ・ベーコンなどの食肉加工品、チーズ、フライドポテトというような脂肪分の多い食べ物を多く摂ると、腸内フローラを乱し炎症を起こしやすくすると言われています。脂っこい食事は満腹感を鈍らせます。従って理性を超えた食べ方に陥ることになります。さらに、私たちの身体の細胞が脂肪で満たされると、身体はこれらの脂肪の蓄え場所に肝臓しか選択肢がなくなります。肝臓は余分の糖質も吸収出来なくなるため、インスリン抵抗性を引き起こします。そこから糖尿病、心不全など、様々な病が出てくるのです。

ある実験では、ベッドに寝たきりで一日6000kcal（ピザ、ハンバーガー、ポテトチップス等）を2日間摂取した場合、身体はインスリンに抵抗性を持つようになり、一週間で3～4kgも体重が増加したそうです。

過食を招く飽和脂肪酸に要注意

過食の研究を専門とするアメリカ人研究者、デボラ・クレッグ博士は、いくつかの食品の脂肪、とりわけ飽和脂肪酸が、食欲をコントロールするサインを抑え、まるで麻薬のように脳に食べ続けるよう働きかけることを突き止めました。中でももっとも有害とされるのがパーム油、マーガリン、牛肉、牛乳、そしてここでもチーズ。パーム油に含まれるパルミチン酸は空腹が満たされた時に私たちの脳に停止サインを送信するのを妨げる働きをするそうです。この実験によると、このパルミチン酸のマイナス効果は数日間続くこともあるそうで、健康的な食生活に戻ろうとする努力を鈍らせるものです。確かに、マクドナルド（糖質と飽和脂肪酸が多い）で食事をした翌日以降は、元の健康的な食生活に戻すのが結構大変です。

身体に良い油脂とその他の油脂

飽和脂肪酸と不飽和脂肪酸を対比させるのは無意味です。脂肪酸で悪いものはないからです。悪いのは脂肪を分別なく消費する私たちです。

フランスの脂肪代謝研究者　フィリップ・ルグラン博士

ここで再度注意を喚起する必要があるかもしれません。「飽和脂肪酸」と呼ぶものは動物性、または乳製品由来の脂肪で、主にバター、チーズ、肉やハム・ソーセージ等の加工品とパーム油（ビスケットや低品質の食品に含まれる）。肝臓に脂肪が多く貯蔵された状態（砂糖は体脂肪として蓄えられることを思い出してください）になると、私たちの臓器の内部にまで体脂肪が侵入してきます。そうなると臓器は通常の働きが出来なくなります。とは言え、どの脂肪も、適正な量を摂取していれば問題なし、どれも皆健康に良いものなのです。ただし、ヒマワリ油、コーン油、大豆油、または穀物由来の油、またこれらの穀物により飼育された家畜肉などはオメガ6の含有量が多く、炎症を起こしやすいので避けたほうがいいかもしれません。このオメガ6ですが、これが老化と肥満を引き起こしている張本人であるとも言えます。オメガ6自体が悪いのではありませんが、この脂肪はあまりにも多く私たちの食品に含まれているからです。従って、オメガ3（オリーブオイル、クルミ油、アボカドオイル、青魚の油DHA／EPAなど）とバランスよく摂取したほうが良いのです。

理想的な食餌療法は、ホウレンソウなどの緑黄色野菜、レタス、キャベツなどの淡色野菜とオメガ3が豊富な脂肪（アボカド、鮭、または脂肪分の多い青魚、クルミ油やヘーゼルナッツオイル、エキストラバージンオリーブオイル、バター、豚バラ肉のベーコン、チーズを少々）という組み合わせ。それにホームメイドのドレッシングを回しかけましょう（菜種油大匙1＋オリーブオイル大匙2＋良質の酢またはレモン汁）。

ソースにバリエーションを付けるためには、牛乳またはヨーグルトを加えてマイルドに、またはマスタード、ワサビ、無糖ケチャップ、キュウリまたは玉ねぎのみじん切り、ハーブ、スパイスにコショウやカレー粉等を加えてみましょう、パンチが効いた味になります。市販のドレッシングを買わなくてもこんなに簡単にドレッシングは作れるのです。市販品は、たとえ「ライト」と表示されていても必ず糖質が入っていますので要注意です。

一番良い油はどれでしょう?

一番よく知られているのはもちろんオリーブオイルです。逆説的で、意外と知らない人が多いのですが、この油は悪玉コレステロールを取り除くのに適しています(悪玉コレステロールは血管の内側に張り付き、鉄製の釘のように血管を錆び付かせるのです)。

ある実験では、オリーブオイルを毎日大匙2杯飲むというテストを治験者に3か月間続けてもらったところ、悪玉コレステロールの値が大幅に減少したという結果になったとのことです。

それならばひとつ確認してみたいというあなた、試しに小匙一杯のオリーブオイルで自分の頭皮をマッサージしてみてください。オリーブオイルがあっという間に頭皮の皮脂を溶かすことがお分かりになるでしょう。オリーブオイルには血糖値を下げる働きもあると言われています(オリーブオイルに浸したパンは、何も付けないパンよりも太りにくい、ということです)。

ごま油に関しては、ビタミンが豊富で、食欲をそそる香りと同時に、肝臓にも良く、腸壁内を保護する作用があると言われています。麻の油、クルミ油、アボカドオイル、アーモンドオイル、ヘーゼルナッツオイル等も皆美味で最高に健康に良いと言われています。健康に留意しながら、調理法などをシンプルにしたいと考えているのであれば、次の食用油や脂質をお勧めします。

・ココナッツオイル：フライパンで調理する場合（焦げたバターには発がん性があります）
・オリーブオイル：サラダに
・良質のフレッシュバターまたはフェタチーズのようなチーズ：蒸した温野菜、スープの味を引き立てるため、チーズは料理の仕上げに細かくちぎって散らす
・芝麻醤（練りごまから作られた中華調味料）：炒めた野菜、生野菜、スープなどに
・ごま油：アジア料理の仕上げにひと回し

クルミ、アーモンド、ピスタチオ等の「スーパーフード」

ナッツ類は正に自然からの贈り物です。そもそもナッツは種、そこから植物や樹木が芽を出し、成長するのです。ナッツのパワーは計り知れず、一つかみのナッツで一食分

の熱量を補うほどです（登山家は料理出来ない場合はナッツを食事代わりにすると言います）。お肌のためにも、寒がりの人にも、真夏に食欲がない時等にもナッツは効果的です。様々な栄養素（ビタミン、カルシウム、たんぱく質などの含有量は、種類によってばらつきがあるので、数種類をミックスして食べるのがお勧めです）のみならず、食物繊維も多いので便秘改善に役立ちます。料理の塩や油の入れ過ぎも防いでくれます。また、少し苦みの効いたナッツの風味が料理を引き立てます。サラダに細かく刻んで加えたり、アツアツの料理の仕上げにナッツを散らしてみたりしても美味しいですよ。ナッツの保存方法は、酸化を防ぐために冷凍保存を心がけましょう。でも一番良いのが、殻付きのまま購入し、使う時に殻を割って使う方法です。ヨーグルトに砕いたカシューナッツを入れて食べるとまろやかな味になります。アーモンドはマヨネーズとの相性が良いと言われています。マヨネーズの分量を半分にし、塩を入れずにパウダーアーモンドを混ぜてみてください。

ダイエットに上手にナッツを取り入れるには、おやつまたは軽食として常にバッグの中に食べ切りサイズのナッツの小袋を持ち歩くことです。ただし、ナッツはカロリーが非常に高いので、一日の摂取量を25g未満に抑えましょう。

オメガ3と缶詰のマジック

私たちの脳の60％は脂質で、残り40％はたんぱく質で構成されていて、その機能維持のためにオメガ3が必要になるのです。これは私たちの「目」にとっても同じことです。

このオメガ3ですが、低温圧搾されたエキストラバージンオリーブオイルに多く含まれ、それ以外では青魚のEPAにも多く含まれています。

青魚を週に2、3回は食べている、という人もよく見かけます。一日の分量としては鯖の缶詰4分の1、オイルサーディン3尾が理想です。栄養的には小さなオイルサーディンの缶詰はミラクル食品です。その缶詰の油にも魚のオメガ3が溶け出していて、さらにサーディンには骨の強化や免疫力アップに欠かせないビタミンDが豊富に含まれ、牛乳2分の1カップ相当のカルシウムとたんぱく質（缶詰ひとつで牛のリブロース1枚分）が含まれているのです。従って、この小さな魚を出来れば週に2回は食卓に載せることをお勧めします。

ワインに特級ワイン「グランクリュ」があるように、サーディンにも特別な製造年号の30年物が存在するほどです。でも、よく漬かったオイルサーディンを自分で作ることも出来ます。乾燥した涼しい場所に缶詰を保存し、油がよく馴染むように6か月ごとに缶詰を裏返しします。ぜひ試してみてください。

サーディンが嫌い、という人は魚のガスパッチョスープ、または刺身を食べましょう。生で食することで栄養価が熱により壊されずに済みます。ギリシャ風サラダ、刺身（焼き魚でも！）に赤のグラスワイン……食欲をそそりますね。これで健康にやせるのであれば文句なしです。

ツナ缶はお勧め

沖縄に住む92歳の女性がツナ缶を買う時はいつも1ダース2ダースという単位で買い、必ず一日に1回はツナ缶を料理に使うと教えてくれました。ツナ缶を使う料理は100レシピほど知っているとか。確かにツナ缶は便利で簡単です。試しにツナ缶の油をそのままサラダドレッシングに使ってみてごらんなさい。油に溶け出た魚の栄養を無駄にすることなく、美味しいサラダが作れます。大いに利用しましょう。

たんぱく質と野菜

やせるためには、たんぱく質と野菜

たんぱく質と野菜、これに関しては秘訣など何もありません。一日中空腹感に悩まされずに体重を落とすためには、最小限度に抑えた糖質、良質の脂質を少々、そして食事内容の基本をたんぱく質と野菜にするだけのこと。結局、これは20万年もの間、「狩猟採集社会」で生きてきた私たちの食生活に他ならないのです。

たんぱく質には、誰もが知っていることですが、急速に体重を落とす効果があります。100gのたんぱく質を消化するのに身体は25㎉を燃焼します。ところが同じ100gの砂糖では10㎉しか燃焼しません。しかしたんぱく質は、満腹感が強いため大量に消費することは出来ません。さらに臓器はたんぱく質を、糖質や脂肪のように蓄えることが出来ず、その代謝速度も糖質や脂肪よりも時間がかかります。

でもご安心ください。たんぱく質は肉のみならず。魚、卵、乳製品、豆腐またはキノコ類にも多く含まれています。

豆腐

豆腐は禅寺の料理には欠かせない食材です。その溶けるような繊細な舌触りと風味はどのような調理法にもマッチします。

特にお勧めなのが、野菜の白和えです。すり鉢でいりごまと一緒に滑らかにすった豆腐と茹でた野菜（人参、ホウレンソウ等）やこんにゃくと和えるだけで栄養満点の一品が出来上がります。この食品は飽きが来ないので、禅寺の僧侶たちの大切なたんぱく質源となっています。

たんぱく質不足を補うには、キノコ

「キノコダイエット」として、減量するためにキノコを用いる人もいます。原則は非常にシンプルです。週に4回、肉料理にするところをキノコ料理に代えるだけです。例えばマッシュルームのリゾット、エリンギのオムレツ、マツタケのバター焼きなど。イギリスで、この超簡単ダイエットを希望者10人に治験者になってもらい、5か月間試してもらったところ、全員平均で12・7kg減量出来たとのこと。これは魔法？　必ずしもそうではありません。キノコ類は塩分も脂肪分も含まず、食物繊維、たんぱく質、ビタミンとミネラルの宝庫なのです。さらにお腹が空いて、何かつまみたくなる欲求を、肉を食べた時と同じ位の時間回避させてくれると言われています。

「きくらげ」に関しては、アミノ酸などの栄養分が豊富な上に、ビタミンDとBが多く含まれています。中国の伝統的な医学は「きくらげ」を優れた痩身薬として、さらには整腸、便秘薬として重宝してきました。食事内容は何も変えずに、一日にきくらげ5g（おおよそ乾燥きくらげ3枚、水に戻して35g位）を食べるだけ。これで10日間で約2kg体重を落とせるとも言われています。きくらげは熱を通すとせっかくの貴重な栄養分が破壊されるため、スープ、オムレツまたはサラダの最後の仕上げに加えると良いでしょう。きくらげを戻した水にも栄養分が溶け出しているのでスープのだしとして使うほか、肉に下味を付ける時に用いると無駄なく使えます。

こんにゃく

こんにゃくは「腸のお掃除人」とも呼ばれています。こんにゃくは身体に溜まった不要な滓《かす》を身体から排出する手伝いをしてくれます。栄養価は非常に低いのですが、食べるとすぐに満腹感が得られ、消化吸収のプロセスを調整してくれます。

こんにゃくは長方形の塊のまま、または突きこんにゃく、白滝の形状で売られていますが、皆同じものです。パスタ150gは220㎉ありますが、こんにゃくは同じ量でも16㎉しかありません。こんにゃくの利点は、カロリーが低いというだけでなく、空腹感を満たし、腸の蠕動《ぜんどう》運動を促し、悪玉コレステロール値を減少させ、糖質が血液中に流入する量を減らす働きをすることです。

ボディラインを気にする人たちの多くは、こんにゃくを料理に多用しています。中にはこんにゃくを米と一緒に炊き、糖質の量を減らし、食物繊維の量を増やす工夫をしている人もいます。

寒天

白い粉末の状態で2gほどの小袋詰めになったもの、棒状の寒天などがありますが、どちらも湯に溶かして使います。この海藻は味も粘り気もありませんが、食物繊維とミネラル（カルシウム、鉄分、リン）が豊富に含まれています。

こんにゃく同様、カロリーが低く（100g15㎉）、また胃袋に溜まるまでに膨張するので素早く満腹感を得ることが出来ます。さらに緩下剤の作用もあるため、便秘などの症状を改善してくれます。寒天は様々な効能を持つ食品で、消化吸収されにくく、消化の過程で腸管に溜まっている糖質や脂肪を包み込み一緒に排泄します。スープや米料理、ソース等の料理などに幅広く使われますが、プディング、チョコレートムース、コーヒーゼリー等のデザート作りにも重宝します。

野菜

私たちの健康にはどの野菜も欠かせないものだけに、逆に野菜について語ることもあまり多くはありません。基本的に採れるものが季節によって変わるため、私たちは旬の野菜を食べることになりますが、その変化が私たちを飽きさせないのかもしれません。

ミニチュアの野菜は大きめのものよりもビタミンや栄養価が高いと言われています。例えば芽キャベツは、大きいキャベツよりも栄養価が高く、芽キャベツを5個も食べれば、大きいキャベツ1個分の栄養があると言われています。ミニトマトに関しては、たった1個で大きなトマト1個の2倍の量のリコピンを含有しています。スナップえんどうは外側の鞘の部分も食べられるので、グリーンピースよりもビタミンが豊富です。さらにブロッコリースプラウトはブロッコリーの芽ですが、ブロッコリーそのものよりも栄養価が高いのです。ミニチュアの野菜は切ったり刻んだりする手間もなく、調理も簡単です。

最後にキュウリの効能について。90％以上が水分であるキュウリを食事の初めに食べると、その水分で胃が満たされ、食べ過ぎずに済みます。食前酒と一緒におつまみとしても、オリーブオイルと塩ひとつまみ、またはマヨネーズやもろみ味噌を添えても美味しいですね。

人参やダイコンのような根菜を食べることもお忘れなく。私たちの身体は地上と地中に育つ野菜の両方とも必要としているのです。

健康に欠かせない食品

発酵食品

発酵食品は、私たちの腸内細菌を養うため、また腸内フローラを最適な状態に保つために欠かせません。一日の食事のうち一食を味噌汁や漬物、醤油等の発酵食品を取り入れた食事にすることはスリムな身体を維持する上で必要なこと。味噌も糖質（主に白米）が血液中に流出するのを防ぐ働きをしてくれます。さらに少し酸味のある食品、ナチュラルチーズ、ヨーグルト、漬物……そしてお酒も少々、日々の食卓に添えてみてください。

理想的な食品ピラミッド

日々の食事を毎回栄養バランスの取れた完璧な内容にする必要はありません。そのためにストレスを溜めるのはばかげていますし、そうすると食べ過ぎてしまいます。一週間を通してバランスが取れていれば十分です。以下に私たちの食生活に欠かせない必須食品リストを必要度の高い順から挙げてみました。

・緑黄色野菜と根菜（一日350gがお勧めです）
・海藻類（寒天、海苔、わかめ等）
・オメガ3とオメガ6（良質な植物性油、魚、マグロ、イワシ、鯖の缶詰等）
・肉少々（あなたがベジタリアンでなければ）、卵、豆腐等
・キノコ類
・豆類
・発酵食品（腸内細菌を養い、腸内フローラを良好な状態に保つために必須）

理想的な食品ピラミッド

摂取量的に必要度の高い上の段から次のようになります。

緑黄色野菜、根菜、キノコ、こんにゃく
香り野菜、ハーブ等(ごま、生姜、葱、山椒、ブロッコリースプラウト、カイワレ大根、ミョウガ。これらは抗酸化ビタミンが豊富に含まれています)
乾燥豆、豆由来の発酵食品(多価不飽和脂肪酸、カルシウム、たんぱく質を多く含有する醤油や味噌。コップ1杯の豆乳または椀1杯の味噌汁は腹持ちが良いとされます)
魚介類(オメガ3が豊富に含まれ、その抗炎症作用は私たちの細胞を保護します)と海藻類(心血管系を保護します)
米(グルテンフリーで、ご飯のお供には脂っこい食材が少ない。これに反してパンのお供にはバター、チーズ、加工肉、ジャム等、膨張剤、塩、さらに工場生産のパンにおいては砂糖が含まれます)
オメガ3が豊富な数種類の油脂(オリーブオイル、菜種油、ごま油等)
緑茶(ミラクルフーズ。酸化防止作用によってがんさえも予防すると言われています。私たちの身体は一日に緑茶を5杯飲むとおおよそ80㎉のエネルギーを燃焼すると言われています)
健康に良いスナック(せんべい、ナッツ)
餡または米粉をベースにした生クリームやバターなしの甘い菓子。量は少しだけ

一汁一菜という魔法のデュエット

日本の伝統的な「一汁一菜」はもっとも簡素な食事です。お椀が2つだけ、でもその内容は驚くべきものです。このお椀2つで私たちの身体が必要とするほとんどの食材が含まれ、さらに満腹感も与えてくれるのです。

それは20種類ほどの食材——生野菜（緑黄色野菜と根菜）、発酵食品（味噌）、野菜と干し魚（ビタミンDが豊富）、キノコ、大豆加工品（味噌、豆腐）、海産物（鮮魚、甲殻類、海藻）、穀類（米）、薬味、時には肉を少々、だし（これにはたんぱく質やミネラルが多く含まれ、「うま味」という日本独特の味を作り出します）。米は白米にすることも、炊き込みご飯にして野菜や肉などを一緒に炊き込むことも出来ます。ただし、味噌汁が具だくさんの場合、ご飯はシンプルな白米にするのが基本で、両方が具だくさんということはありません。

トルコ流大皿ダイエット

トルコの栄養士が考案した食餌療法をご紹介します。この食餌療法を実践した若い女性は無理することなく20kgも体重を落としたそうです。

・大量生産により梱包された食品を避ける
・パン、米、パスタ、ソース、メロン、スイカ、イチジクを食べない
・パンの代わりにクルミを食べる
・チーズはフェタチーズに限定する
・食事と食事の間を必ず4～5時間空ける。その間は何も食べない、というもの。

この女性は日々の3回の食事を四角い黒の大皿にお洒落に盛り付けてYouTubeにアップし、こうして食べる楽しみを奪わずに楽しくやせることが出来ることをアピールしていました（黒い皿は食材の色を引き立てるため、料理が美味しそうに見えます）。

確かに料理は見た目も大切です。とは言え、これは人それぞれの好みに因るでしょう。

カロリー

カロリー計算はするべきでしょうか？

栄養面において、やせるためには守らなければならない条件が三つあります。一にカロリー、二にカロリー、三にカロリーです。やせるためには「糖分を減らし、脂肪分を減らす」のではなく、ただ単純に「食べる量を減らす」。これに限ります。特に脂肪分の摂取を減らさなくてもやせることは出来ます。唯一大切なことは、エネルギー供給を減らすことなのです。カロリーを過剰に消費せずとも脂っこくて甘い食事をすることも出来るのです。

フランスの栄養学者　ジャン・フィリップ・ゼルマティ博士

『ダイエットせずに痩せる方法』（未邦訳）

やせるためにはカロリー計算をするべきでしょうか？ 答えはイエスとノーです。それは過体重の原因が何に因るものなのかで違ってくるからです（ストレス、性格、年齢など）。カロリー計算をすることが本人にとって良い作用を及ぼすことも、中にはそれを全く不要とする人もいるでしょう。

ただひとつだけ確かなことは、やせるためにはカロリーを計算する、しないは関係なく、食べる絶対量を減らさなければならないということです。太ってしまうということを過剰なカロリー摂取の結果と見なすのは、決して大袈裟でも過大視しているわけでもないのです。何万というダイエット法を考案したとしても原則は同じ、食べ過ぎない！に尽きます。

食べ過ぎなければ必然的にカロリー供給も減ります。この原則に基づくWeight Watchers（ウェイト・ウォッチャーズ）という食餌療法が人気なのも、このことを見事に証明しています。でも要注意、カロリーの値が同じでも同等の価値にならない食品も多いのです。同じ100kcalでも、ジャム100kcalと魚100kcalでは健康やボディラインに与えるインパクトは同じではありません。

低カロリーダイエットの利点

このダイエットは時々、例外的に高カロリー食の逸脱も許容しています。その場合、必ず埋め合わせをすることが条件です。例えば、ケーキを食べた場合は、次の食事を軽めにするか、一食抜くなどして調整します。通常、厳しいルールで縛られるダイエットの場合はモチベーションが下がり、投げ出したくなるものですが、このやり方は、そのようなフラストレーションに陥ることを防いでくれます。

この低カロリーダイエットは「食事を楽しむ」という点を重要視しているため、ダイエットを途中で投げ出さないで済むという利点もあります。この食餌療法は正しい食べ方という習慣を身に付けるために大変役に立ちます。この習慣が時と共に新しいオートマティズム（無意識行動）となり、リバウンドや昔の悪い癖に陥ることもなくなるのです。

カロリー計算で実際に食べている過剰な量に気付く

計画を立て、カロリー計算を行うことで自由は制限されてしまうかもしれませんが、多くの人の過体重が大量に食べ過ぎていることに因るのであれば、日々、食事のカロリーを計算することで、なぜやせられないのかが分かるでしょう。これは太り過ぎの人たちの主たる悩みですが、彼らは自分たちが食べている量がどれだけ多いのかを実際に把握出来ていないのです。

ダイエットをするのであれば、少なくとも最初だけでも自分が食べる食品の重さを量り、カロリーを計算してみるようにすると、次第に目分量で大方の量に対するカロリーが分かるようになります。

日本を代表するバレエダンサー兼振付師、熊川哲也氏はどこへ行くにも小さなキッチンスケールを持参するそうです（ホテルでも室内で料理が出来る部屋にするそうです）。毎晩、肉を100g、でんぷん質を50g、それにアボカド、緑黄色野菜、オリーブオイルとパルメザンチーズを加えてその日唯一の食事にするそうです。バレエダンサーという職業柄、1gたりとも太ることは許されないのです。

もうひとつ、独りで50kgもの減量に成功した女性の例。この女性は毎日体重を量り、彼女が口に入れるすべての食品のカロリーを悉く計算したそうです。

カロリー計算が不向きな人たちの場合

カロリーを計算することが減量の一助となる人がいる一方で、逆にこれが非生産的になる場合もあります。一日に自分に許しているカロリーの「最高値」を超えていないことは、空腹でもないのに食べ続けてしまうことにも繋がります。あるいは、本当の意味での正しい食べ方の妨げになるような、昔試したダイエットを思い出させるのかもしれません。

カロリーを計算することは、食べ物に対する価値観を有害的に引き上げ、食べたい欲求を高めます。そうすることで、健全で美味な食事の適正な量と質を忘れさせ、空腹になるから食べる、そして満たされたから食べるのを止めるというごく当たり前な習慣も失われるのです。

さらにカロリー計算をすることで首が縄で繋がれているような、不自由な気分になります。緊張感、不安、自分の身体に対する自信のなさ、日々数字との戦いという状態が作り出されるのです。

徹底して取り組む人の中には、スマートフォンのアプリに食べるもののカロリー値を打ち込むまでは食べないと言う人もいます。この人たちはこのような生き方を残りの人生ずっと続けるつもりなのでしょうか？

理想は、カロリー消費量を監視しつつも計算はしないこと

最終的にやせて、その状態を維持するために一番大切なのは目標を達成すること。そしてその目標とは食べ物に対する強迫観念、固定観念から解放されることです。ファミリーレストランなどのメニューにはカロリー値が記載されています。それでも「腹八分目」を実行するのです。自分のお腹に聞いてみる、これがカロリー計算なしでも容易に自分を制御する方法なのです。

一回の食事ごとのカロリーの目安を大まかに知っておくほうが、一日のカロリーを数え、維持するのに楽です。

例えば、朝食は400㎉まで、昼食は300㎉まで、夕食は200㎉まで（この順番やカロリー値は各自の生活に合わせて決めます）というようにすると、一日のカロリー

配分がやりやすくなります。また、例えば食用油よりもバターのほうが20％カロリーが低いこと、魚はいくら脂が乗ったものでも脂身の少ないステーキよりも低カロリー、というようなことも知っておくと役に立ちます。さらに、摂取しなかったカロリーは消費しないで済むカロリーだということも自分を説得するためには役立ちます。

それでもカロリー計算をすることにこだわるのであれば

それがあなたにとって役に立つことならば、あなたは正しいのです。カロリー計算をしながらメニューを作ると、例えば６００㎉の食事が決して厳格なものではなく、案外たっぷりと食べられることが分かるようになります。カロリーを計算することで摂取した食べ物の栄養価を認識出来るようになるのと同時に、栄養不足（例えば野菜不足）や高カロリーでも栄養的にはゼロという食品の摂り過ぎに気付くことが出来ます。要するに、食べたもののカロリーを記していくことで自らの食生活を見直し、よりバランスの取れた食習慣を始められるようになるのです。

ただし、やるからには１～２週間くらいは徹底してやるべきです。厳密にこれを行うとかなり興味をそそられる作業になります。その上、カロリー計算を正確に行うことはほとんど不可能なことも周知の事実。食品の包装紙に記載されているカロリー、「この運動をするとこれだけのカロリーを消費します」、と示されているカロリーチャートの数字は、科学が推定した概算でしかありません。オーストラリア政府はラベルに記載されたカロリー表示に合法的に20％の許容範囲を与えていると言われています。さらに、私たちには、不確かなことは自分の都合の良いように解釈する傾向があります。従って、カロリー計算をしている人たちの多くは実際に摂取するカロリーよりも50％低く計算しているといった統計もあるのです。

例えば、料理をしながら味見をする、赤ん坊が残した食事の最後の一口を平らげる、あるいは夕食時に飲んだグラスワイン等、見落としがちではないでしょうか。

これに加えて、カロリー値が概算なのは、例えばリンゴ1個取っても、その熟し方、種類、重さによってカロリー値は変わってきます。

恐らく、一番役に立つのは楽しみのために食べる食品のカロリー値を知っておくことかもしれません。甘い菓子、チョコレート、アイスクリーム、ビール、ワイン、フライドポテト、ドーナッツ等です。そして、これらが一日のカロリー摂取量全体の10％を超えないようにすることです。

私たちは一日に何キロカロリー必要？

医者は通常の代謝機能を持つ女性に対しては一日に1200kcal、男性は1500kcalを推奨しています（小柄な女性は1000、男性は1200）。しかし、これは当然、年齢や身体活動、気候（寒い土地のほうがカロリーを必要とします）、活発な知的活動などによって変化します。

一日中何もしなくても、主に呼吸をすることだけでも500kcalは消費しているのです。500gの体重を落とすためには3500kcalの消費を必要とします。毎日500kcal減らした食餌療法を実践すると、500kcal×7で、一週間で500g減量出来る計算になります。そうなると1kg減量するためには一週間で7000kcalを減らす食餌療法を実践しなくてはならなくなります。

代謝機能は人によって異なるので、すべての人に同じカロリー値を勧めることは出来ません。先日テレビで観た日本の刑務所の食事についてのドキュメンタリー番組では、収監者の食事には3つのタイプがあり、体力を使う仕事に従事する収監者にはタイプA、動かずに立ち仕事をする仕事に従事する者にはタイプB、座ってする仕事に従事する者にはタイプCと食事内容が異なることを知りました。これは大変興味深いと思いました。

胃袋の満腹感ではなく、摂取カロリーにより満腹感を得る

野生動物は一日1食。草食動物は終日食べ続けます。

パスタや甘い菓子等、カロリー値は高くても栄養価の低い食べ物を消費すればするほど空腹感は増し、従って食べ過ぎてしまいます。満腹感を与える食品は、低いほうから糖質(糖質の腹持ち時間は一番短い)、たんぱく質、そして最後にエネルギー濃度の高い脂質です。しかし、一般的にカロリーが高い食事ほど満腹感は長時間持ちます。その満腹度から見てみると、同じ240㎉でもチョコレートバー1本とステーキでは満腹度合いは異なります。このことからも分かるように、大量に何かを食べた時に感じる満腹感は食べたもののカロリー値だけでなく、物理的に大量のものを食べた感触から来てい

ます。理想はカロリー値の低い食べ物を大量に食べることなのかもしれません。

でもここで注意したいのが、あまり好みではないものを食べると、あとで必要以上に他のものを食べたり、間食したりしたくなるということ。実際に、人が食べるのを止める時というのは、その人の胃袋を満たしている食べ物の量とはほとんど関係ないのです。普通の量を食べる人の満腹感は飲み込んだ食べ物のボリュームによるのではなく、摂取したカロリーによって得られているのです。

１００gのステーキが胃の中で占めるボリュームは少ないものの、何時間も腹持ちします。同じ１００gの野菜の場合は逆に胃の中のボリュームはたいして変わらないものの、１~2時間で空腹を感じるようになります。胃はひとたび食物が消化されると、そこでまた食べ物を受け入れられる態勢になるというわけです。

毎日どれだけのカロリーを飲んでいる？

毎日カベルネの赤ワインをグラス１杯夕食に飲むと、それは、おおよそシングルコーンのアイスクリーム１個分のカロリーに相当します。でもアイスほどお腹を満たしてはくれません。過度のアルコール摂取は肝臓を傷めます。そうなると食べ物を代謝する機能が損なわれ、代謝能力が落ちるので太るのです。たとえ食べる量が少なくても、アルコールを飲んでいる限りやせられないということです。

ワイン1杯のGI値はケーキ1個分と同じ。従って、アルコール、すなわちお酒を断つことが体重を落とすもっとも手っ取り早い方法なのです。でも心配ご無用。目標体重に達したら自分の食餌療法に量を加減して再度取り入れればよいからです。お酒によってGI値は異なります。ウィスキーやジン、ウォッカ等のお酒は高カロリーですが、GI値はゼロです。また、時々シャンパンを飲むことも禁じてはなりません。ダイエットに楽しみがなければ、優れたダイエットとは言えないからです。

ただし一般的にお酒には要注意です。お酒は自己コントロール能力を失わせ、自ら禁じている「危険」な食べ物にも手を出してしまいがちだからです。さらに、脂肪の代謝とも競合します。それ故にお酒の摂取量は出来るだけ抑えましょう。

飲み過ぎないようにするための秘訣は、グラスに唇を付けるだけにしてグラスを空けないこと。いつまでもグラスが空かないので周囲の人も注ぎ足すことが出来ませんし、そのうちに彼らも酔っぱらって気に留めなくなるでしょうから。

見掛けによらず「危険」な食べ物

一見食べても悪くはないように見えて、実は高カロリーな、「裏切り者」と呼んでもいい食べ物もあります。それが栄養的にも身体に良いものであれば、少量摂るようにしたら良いと思います。

・様々なソース：ワインビネガードレッシングは大匙3〜4杯で300kcalになることがあります。マヨネーズ、ケチャップ、バターソース（または料理の仕上げに載せる少々のバター）、これらを大量に摂るのは避けるべきです。とは言え、ソースなしでは私たちの食事は寂しいものになってしまいます。レストランではソースは別容器で出してもらいましょう。家では、昔のようにオイル、酢、塩、コショウのセットをテーブルに置きましょう。「ライト」と表示されたマヨネーズやソースも要注意です。軽くするために水が加えてあり、油を減らす代わりに乳化剤としてでんぷんが加えられていることが多いからです（水と油はそのままでは混ざりません）。

・リンゴまたはオレンジジュース：ジュース1缶（200㎖）は角砂糖10個分に相当し

ます。コカ・コーラ1瓶とほとんど同じカロリーになります。生のリンゴをかじる、またはオレンジを剝いて食べたほうが食物繊維も多く、果糖含有量もずっと少なくなります。

・アボカド：ミラクルフーズと呼ばれていますが、高カロリーです（1個約280㎉）。一度に4分の1の量に留めましょう。

・ココナッツミルク：現在とても流行っていますが高カロリーです（カップ1杯＝552㎉）。

・グルテンフリー食品：グルテンはなくても、砂糖と添加物は他の食品同様に入っています。

・野菜チップス：油で高温処理されているため栄養分は壊されています。揚げ油の脂肪分と塩の栄養のみ。

・市販のピーナッツバター：大匙1杯＝90㎉。自分でブレンダー、またはすり鉢で作り、少量を消費したほうが良いでしょう。

・オリーブオイル：効能は素晴らしいものの大匙1杯で100㎉もあります。

・牛乳：ラクトースと呼ばれている糖質が含まれます。牛乳はカルシウムが多いと思われていますが、練りごま小匙1杯のカルシウム量は牛乳250㎖と同じです。

・オーガニック食品、ダイエット食品：「ビタミン、ミネラル強化オートミール」またはオーガニックビスケットは普通のオートミールやビスケットと同じ位太ります（不思議ですが、過体重になるとこのような表示に騙されやすくなります）。

・チョコレート：これは朗報かもしれません。肝臓脂肪を燃焼させる薬は全くないと考えられていますが、唯一の「薬」はブラックチョコレート（カカオの含有量76％）と言われています。健康のためにブラックチョコ1～2かけら食べることは健康のために奨励されているほどです。

思考は代謝に影響を及ぼす？

私たちが食べ物に対して抱く「思考」は果たして体内の代謝や食べ物の消化に影響を及ぼしているでしょうか？　神経内科の医師たちはイエスと答えています。満腹感を与える錠剤の代わりに偽薬、プラセボを患者に与えてみたところ、本当に満腹感が実感されました。ドレッシングをかけないサラダを食べた場合、私たちの代謝の速度は促進されませんでした。「ローカロリー」と表示された食品を食べた場合、食欲を増進させる働きを持つグレリンというホルモンの値は低いままです。でも全く同じ食品をカロリー値を気にせずに食べた場合、私たちの身体は、体重を増やさずに、3倍のカロリーを消費するほどの反応を示すのです。

これが何を意味するかと言えば、カロリー値の高いものを食べてしまったと思うことがそのカロリーの燃焼をより容易にし、私たちに空腹感を感じさせないということです。

出来合い料理vs.手作り料理

食卓にヘルシーな料理が並ばないわけ

彼は、素晴らしく美味しそうな料理を載せたお盆を私たちの前に置いた。西洋タンポポの葉の揚げ物、レンコンのしそ巻き、柚子味の煮豆、小カニのカラ揚げ

ベルギーの小説家　アメリー・ノートン『アダムでもなくイブでもなく』（未邦訳）

イギリスのジャーナリスト、サラ・ボズリーは、今日では悪い食習慣のほうが喫煙よりも人体に及ぼす害は大きく、食生活を改めるだけで、若死にする人の5人に1人の命を救えると言っています。彼女は、ジャンクフードが一番の問題ではない、むしろ日々私たちの食卓に上る食事にヘルシーな野菜やフルーツ、乳製品が不足し、塩分や赤身の肉が多過ぎることが原因、と書いています。

一方で『ブレイン・チェンジャー』の著者フェリス・ジャッカ氏は、私たちが食べるものは精神衛生面に影響すると説いています。ピザやポテトチップス、ハンバーガー、白いパン、甘いドリンクなどのジャンクフードは私たちの脳を萎縮させ、それにより私たちは不安感が増し、楽しみが感じられなくなる、というのです（海馬の左側は感情を制御し、精神の健康状態を維持する箇所ですが、この部分が萎縮するとのこと）。

昔ながらの食事で、新鮮な食材を使い、化学調味料を使わない地中海料理や日本料理を一回食べるだけでも鬱症状を30％減らすことが出来、肉を一回65〜１００ｇ以内に抑え、魚を週に3回食べることで鬱に陥るリスクは半分になるそうです。しかし、これはグローバルな食品工業産業が絡む、触れてはいけない問題かもしれません、と彼女は付け足しています。身体に悪い食べ物であればあるほど価格も安く、私たちは抵抗出来ずに購入してしまうからです。

肥満に関するメッセージや私たちの健康を脅かす問題が今日インパクトを欠いているように見えるのは、それがあまりにも抽象的過ぎるからです。

不健康な食習慣を送っている人たちに、その食習慣が正に彼らを不幸に貶めている原因であることを理解してもらう、これこそが彼らを変える気にさせるものかもしれません。

やせたい時はおうちご飯

昔からわたしは毎日食べるものが何でもうまくてしかたがなかった。それ以上を欲しがらないのは、普通の平凡な日常にすぐに満足してしまうからだった。

日本の作家　池澤夏樹『骨は珊瑚、眼は真珠』

仕事と子供の世話に明け暮れているうちに、いつの間にか体重が増えていたという40～50代の女性たちは、その体重の増加で初めて「いい加減な食べ方」をしていたことに気が付きます。さらにまともに料理をしてこなかったことにも。

家で料理することとは、まず自分が食べる食事の中身と量を自分に合わせて調節することを可能にします。出来合いのお惣菜は味も濃く、砂糖、塩分、保存剤、着色料、油脂も上質のものを使っていません。次に、料理をすることとは、食べ物を「体重を増やす素」と敵視するのではなく、それと「和解」させてくれます。最後に、料理をすることは自分をケアすること、自分を大切にすることに繋がります。

ダイエットは買い物をするところから始まる

体重を落とすためには新鮮な食べ物を食べること、そして成分表示をよく読むことが重要になります。表示されているラベルのリストが短ければ短いほど良いものです。出来るだけ小売りのものを「少量」だけ買いましょう。質の良いものを少量買うことで残り物も出ませんし、無駄も省けます。しかも、このように買っても出費が増えることにはなりません。

ある日本の女性経済学者は、経済的に困窮している家庭はその家のパンパンに詰まった冷蔵庫を見れば分かると言っていました。

スーパーマーケットを出来るだけ避けて地域のマルシェや商店のお得意さんになるといいでしょう。これはルーチンを変える良いきっかけにもなります。マルシェで買い物をすると季節の野菜や果物が目に入り、独り暮らしであっても料理をしたくなります。

そこでお店の人と交わす会話も楽しいものです。目も眩むようなＬＥＤライトに照らされたスーパーマーケットの商品棚、レジに並ぶ長い列よりもずっとましです。

あなたの冷蔵庫が「本物の食品」でいっぱいになるように、そして生姜、ニンニク、レモンは常に常備しておくようにしましょう。これらの食品は料理の味を引き立てるだけでなく健康にも良いものです。例えばレモンはホウレンソウの鉄分（これは釘と同じです）が身体の中で錆びるのを防ぎ、肝臓の不純物を掃除してくれます。生姜は肉の身を軟らかくするだけでなく、努めて定期的に摂ることで体重を落とす効果もみられます。生姜はソース、サラダ、煮込み料理、紅茶などにも入れてみましょう。さらに、オイルサーディン、ツナ缶、乾物（干しシイタケ、乾燥わかめ、豆等）を常備しておくととっさの時にも便利です。

先を見越して準備を怠らない

夕食の準備をする時間がない、または料理をするパワーがない、という日のために、買い物は土曜日の午前中に一週間分まとめてするようにし、さらに1～2時間を食材の下準備に充てましょう。肉や魚は小分けにする、野菜カレーやビーフシチュー等を作り、温めればすぐに食べられる状態にして冷凍する、玉ねぎのみじん切りや色鮮やかなパプリカ等は薄切りにして冷凍するなど。

料理を始める前に何が一番面倒でやる気を失くさせるのかと言えば、それは食材をパッケージから出し、洗い、カットし、切り屑を捨て、捨てた生ごみを処理し、まな板を洗う……といった一連の下ごしらえの作業なのです。冷蔵庫または冷凍庫を開ければ下準備された食材が並んでいる、となれば、俄然やる気も出てくるものです。料理を始める前のこのような下ごしらえは、どのレシピ本にもあまり見られません。テレビの料理番組でも必ずアシスタントがカメラに映らない場所で準備をしているのです。

無駄をなくし、自炊を楽しむためには優れた容器に投資するのも良いかもしれません。最近では食材を真空パック状態にして保存するシリコンバッグも登場しています。

「私の食事プラン」を作成してみる

塩少し、
トマトの上に

これでいい？

フランスの俳人　ヴァンサン・ホアロー『L'eau sur la feuille de songe haikus』（未邦訳）

何事も計画的にテキパキと処理出来る人たちもいれば、そうでない人もいます。あなたが前者のようでなくとも、気にすることはないのです。人それぞれなのですから。

それでも、一週間分の食事の予定を考えておくことは「今日は何を食べようかしら？」と日々悩むよりは気持ちが楽になります。

やり方は至って簡単。例えば大まかなメニューを5日分決めておくとしましょう。ノートのページを縦に5日分の線を引き、日付と曜日を書き込みます。さらに一日を「昼食」「夕食」「明日の準備」という欄に分け、食事の欄には作る予定のメニューを書き込み、その食事に合わせて前日に準備しておくことも書き込むのです。翌日のメニューを見ながら、前日の夜に、肉を冷凍庫から出して解凍したり、豆を水に漬けて戻したり、魚をタレに漬けたり、足りない食材を買い足すことを忘れないようにメモしたりします。

ここまで準備が出来ていると、ストレスを感じることなくすぐに料理作りに取りかかれます。

料理するのが大嫌い、というあなたへ

私の友人、ステファンは独り暮らしです。料理は出来ないと言いながらも、出来合いの惣菜を避けるため、彼は毎晩自分独りのために自炊をしています。このようなお手本のような独身者はどれだけいるでしょう？　料理を作るのが大嫌い、というあなた、その理由を探ってみてください。買い物が面倒というのであれば食材の宅配を利用してみてはいかがでしょう？　食器洗いが面倒、というのであれば、まな板、包丁、フライパンだけで出来る料理に限定してみてはいかがでしょう？　ワンプレートまたはワンボウルにして、大皿にすべて載せてみる、または丼にしてご飯の上に具を全部載せるというのはいかがでしょう？　メニューを選ぶのも面倒、というのであれば、冷蔵庫の扉にあなたの好きなメニューを15品ほど書き出して貼っておきましょう。野菜を切ったり、洗ったりするのが面倒、であれば、冷凍野菜を使ってみましょう。少なくとも出来合いの惣菜よりはいいはずです。

メニューはたんぱく質と野菜の組み合わせになるように配慮します。簡単な卵焼きとサラダ、ローストポークやローストビーフのようにすでに火が通してある肉と温野菜と

いうように（スライスされた肉を数百g購入しておくとサンドイッチに挟んだり、スープに入れたりといろいろな用途に活用出来ます）。

ここで繰り返しますが、大切なことはルールやしきたりを避けること。また、美味しくヘルシーに、そして「幸せな気分」で食べるためだからといってあなたが「コルドンブルー」のシェフにならなくてもいいのです。

自分用の小さなレシピノートを作る

私の友人は、結局いつも似たような料理を繰り返し作っているので料理の作り方はそらんじていて、レシピノートは作っていないと言います。私は同じものばかりではつまらないので、自分用に一食300〜400kcalの料理のアイデアを集めています。その他にも季節ごとの野菜を使った料理のリストも。私は、野菜がメインで肉や魚はその付け合わせ、と考えているので、まずは八百屋さんで見つけた美味しそうな野菜を基にメニューを考えるようにしています。少し体重が増えて気になる、そういう場合は食べると太りそうなレシピは却下します。たとえ減量に取り組んでいる最中でも、レシピに変化を持たせれば飽きることなく、すなわち「投げ出さずに」ダイエットに取り組めるでしょう。

春一番に出回るアスパラガスにベアルネーズソースを添えて食する幸せ、これには格別なものがあります。

第四章

量を少なく、バランスよく

食べる量を少なくするための秘訣

〝ヘルシー〟でも大量に食べれば害になる

私の息子は、「粗末なものをほんのちょっとしか食べない人」がどうしてそんなに元気でいられるのかを知りたくて、だれかが私を研究したらいいのにと言った。

では、私の秘密は何か？

第一に、これまで書いたように私はベジタリアンになった。するとたちまち身体が軽くなり、今までよりもエネルギーに満ちていると感じるようになった。第二に、「あなたが好きなものは何でも食べていいのよ。ただし、適度に」という祖母の言葉に従って生活している。第三に、私はできる限り自然食品を食べている。

イギリスの動物行動学者　霊長類学者　ジェーン・グドール
『ジェーン・グドールの健やかな食卓』

カンザス州立大学の栄養学教授、マーク・ハウブ氏は大変興味深い実験をしました。それはメキシカンチップス、チョコレートビスケット、甘いシリアル、その他のスナック菓子、それぞれが負けず劣らず健康には良くないとされるものばかりをベースにしたダイエットをすること。

でも、彼が証明したかったことは、ダイエットにおいて肝心なのがカロリー値である、ということでした。彼は、その実験で摂取カロリーの一日１８００kcalをジャンクフードのみで摂ることにしたわけです。この実験で彼は10週間で12kg体重を落としました。彼の体脂肪率は減り、なんと血液検査の結果も改善していました。彼の目的はもちろんこのようなダイエットを勧めることではありません。彼が示したかったのは、質よりも量が多過ぎるのが良くないということだったのです。

私たちは食べ過ぎなのです

私が洞窟を立ち去った時にはすっかり小食に慣れてしまっていたため、周りの人達は私がリンゴ半分、トーストを半切れ、と言った具合に少量しか食べないのを見て私を馬鹿にしました。私としてはこれ以上食べることは逆に常軌を逸した、浪費に見えたのです。

イギリスのジャーナリスト　ヴィッキー・マッケンジー『雪の中の隠遁者』（未邦訳）

太古の時代から、哲学者や思想家たちは粗食の徳を説いていました。古代ギリシャの哲学者ピタゴラスが大変厳格な食餌療法に則り小食であったのは周知のことで、スパルタも然り、また後には人類初の食餌療法本とも呼べる『無病法』という本の著者で、102歳まで生きた、かの有名なルイジ・コルナロも小食でした。このヴェネチア人は、放蕩生活の末、医者から35歳の時に余命2か月の死の宣告を受け、効く薬はもはやない、と薬の処方まで拒まれます。ところが、医者の一人に厳しい食餌療法で救われるかもしれないと言われ、その助言通り、そこから質素で厳しい食餌療法を開始させます。食餌療法開始数日後にはすでに体調は改善し、1年後には病は完治したばかりか今までにないほど元気になります。そこでコルナロはさらに生きるために必要なギリギリの線まで食事の量を減らします。それから60年間、コルナロは毎日固形物12oz（384g）、水分13oz（340㎖）しか摂らず、80歳を迎えた時にも心身ともに健康だったそうです。

この頃、友人たちが、年を取ったのだから、もう少し滋養強壮作用のある食べ物を食べたほうが良いと勧めたため、食事の量を増やしました。ところが、量を増やした途端にコルナロは持ち前の朗らかさと元気を失い、気難しい顔をし、頻繁に発熱に苦しむようになったそうです。彼はこれではまた命が危ないと察し、それまで長年続けてきた食事の量に戻し、元気を取り戻したとのこと。83歳の時に乗馬や、急な坂を登ることを始め、ヴォードヴィルと呼ばれている軽喜劇を書いたとも言われています。

こうして彼は人生を謳歌しました。正に「小食は長生きのしるし」、長生きは節食により決まるというのがコルナロの主張なのです。

栄養に関する知識があっても食べる量は増え続けている

「少食」、これは、この「少ない」ということが十分であることを理解するために相応しい表現です。何事も様々な状況の結びつきであって、すなわち各々のメンタル図式の問題なのです。真の人間は、人間が自らの身体についていつも寛大過ぎることを承知の上で、この寛大さにブレーキをかけるために、十分と思う量よりも食べ物をさらに少なめに摂るべきなのです。その量は恐らく十分よりも多い量であろうから。私たちがもし適切な食餌法を選び、少ない量でも私たちには十分であるのかが実感できたなら、素晴らしいことです。

ガンジー『ザ・スペア・ダイエット』

今日、これだけ科学が進歩し、情報へのアクセスも容易になってきたにもかかわらず、物事は実際のところあまり変わっていません。

さて、コルナロに続いてガンジーの番です。世界一の賢者が過食について警鐘を鳴らしているのです。ガンジーが『ザ・スペア・ダイエット』の中で語っている「少ない」

は、機能を維持するのに身体が必要としている最低限の食べ物の量という意味です。「少なく」は果てしなく繰り返される祭り事のようなもの。食べ物は薬を飲むように、決められた量を決められた時間に、食欲によってではなく、身体のために食べるべきだ、と。このようなことは今の私たちは皆承知しています。ではなぜ私たちは肥満、食べる量の多い少ない、お皿の大きさ、そして存在感を増し続ける私たちのお尻の肉と戦い続けているのでしょうか？

人によっては毎日、その人に必要とされる量の5倍ほど多く食べていると言われています。そういう人たちも健康的でバランスの取れた食事に気遣っているのですが、食べる量についての配慮がないのです。いくらヘルシーでバランスの取れた食事でも、食べ過ぎては意味がないのです。

実際に食べている量を自覚しているでしょうか？

医師の治療を受けている肥満患者について行われた研究によれば、肥満で苦しむこれらの人たちは自分たちが食べている量の、多い時は約50％までを過小評価していると言われています。この人たちは決して医者に対して嘘をつこうとしているのではないのですが、実際に自分たちが食べている量の半分くらいしか食べた感じがしないのです。病的肥満治療の権威であるアメリカの外科医ユーナン・ナウザラダン医師によると、肥満がフラストレーションになっている彼らは現実否認の状態になるとのこと。肥満は確かに彼らにとっては受け入れがたい現実かもしれませんが、知らないうちに食べ過ぎてしまうということは彼らにとって何も特別なことではないのです。過体重の人たちのほとんどは、単にただ食べ過ぎているのです。

過体重の人は「食べ過ぎ」と「満腹」の区別がつかない

過体重の人は食事中に自分が食べ過ぎているとは感じていません。食べ終えてから、重苦しさやお腹が張った症状が現れて初めて食べ過ぎたことに気が付くのです。問題は満腹になった時に食べるのを止められないこと。そもそも満腹感を感じることも出来ないのです。食べるのを止めるのはもう十分食べたと思うから止める、または胃拡張だと感じて止める、のどちらか。十分に食べたということはもうこれ以上は食べられないほど食べたという意味でしかないのです。何度も繰り返してきた食事制限が満腹感の調整感覚を麻痺させ、感覚としての食べる限界はもはや存在しなくなっているのです。

食べるのを止めるタイミングは？

私は強調する。それ程まで満腹感を弁護しないわけではない。魂が一縷の欲望を取って置くことは良いことなのだ。

アメリー・ノートン『空腹伝』（未邦訳）

満腹感を得た状態で食べるのを止めるのではなく、胃に圧迫感のない状態で箸を置きましょう。それはほぼ満腹に近い状態で、気分は満足、これから食後に腹ごなしの散歩にでも行ってみたいというような状態。このような時に食べるのを止めれば、次の食事までの数時間は食べ物のことを考えずに済むでしょう。第一、これ以上食べてもきっとそれほど気分は良くはならないでしょうし、お腹が苦しくなって、眠くなる（眠くなるのは食べ過ぎのサイン）だけです。逆におつまみ程度の食事で満足感を得られないまま食事を終えると、十分に食べていないので次の食事のかなり前から空腹に悩むことになります。そうするとつまみ食いをしたり、食べ物のことばかり考えるようになるのです。それ故に自分にとっての適量を知ることが重要なのです。

最後の一口が多過ぎたということはないですか？

口に運んだ食べ物の回数を数えることは普通あまりしないかもしれませんが、この最後の一口二口が多過ぎた、と後悔することはよくあることです。気を付けたいのは、空腹感にまかせて無我夢中で食べているうちに、あとから訪れる食の味わいを台無しにしてはいないかということです。

日本人は腹八分目という言い方をしますが、胃のあたりに軽い圧迫感を感じたところで食べるのを止める訓練をしてみましょう。私の友人の一人は、この時点でお皿に手を付けないと言っています。さらに、この段階で食べるのを止めておくと消化もスムーズにより早く行われます。食事の終わりに空腹感が若干残る感じの食べ方、食卓から颯爽と立ち上がるような身のこなし、これがあなたにとって一種の喜びとなるように。

味によって異なる満腹感

この料理はもういい、と感じた時、その料理はこれ以上あなたに楽しみをもたらしてはくれないということ。ここが箸を置くべきタイミングです。でも、これであなたの食欲が十分満たされたかと言えばそうではありません。

私たちは他のものが食べたい時もあるからです。1分前にはお腹がいっぱいでこれ以上何も入らないと言っていた人が「大丈夫、ケーキは別腹」と言うことってありませんか？　その人は塩味の料理はもう十分でありながらも甘味の食べ物にはまだ空腹感が残っていたのですね。本当に何も欲しくない、という状態になった時が本当の意味での満腹感レベルに達したということです。

この満腹感を評価するためには、食べ物の量よりもむしろその食べ物を口にした時の味わい深さと食後の満足感を知ることが必要になります（食べ物ノートには「食べたかったもの」ではなく、「食べたもの」と記しておくことが大事です）。少ない量でも本当に好きなものばかりで構成されたメニューは、「栄養学的」に完璧な食事よりもより多くの満足感を与えてくれるのです。

少ない量で満腹になることもある

ビールの最初の一口、肝心なのはそれだけ。あとは杯を傾けるほどに刺激がなくなり、粘っこい生ぬるさと、白けた満腹しかやってこない。（中略）あたかも快楽が無限に開かれているかのごとき偽りの感覚……。と同時に、すでにわかっているのだ。一番おいしいところはもう終った。

フランスの作家　フィリップ・ドレルム
『ビールの最初の一口とその他のささやかな楽しみ』高橋啓訳

満腹感を味わうのに数口も食べれば十分なんて信じられない、突然の疲労感が襲ってくるのを防ぐ意味でもしっかり食べることが大事、と普通は考えます。でもそれは違います。もしそれほど空腹感がないのであれば、あなたの身体がその時食べることをそれほど必要としていないということなのです。あなたの身体はそれをあなたに知らせようとする術を持たないだけ。時には突然ある特定の味を食べたくなることもあるのです。

様々な空腹感があります。空腹で堪らない、何でもいいから食べたいと感じる空腹と、ある特定の食べ物が無性に食べたいという欲求など。例えば、サラミソーセージを2枚程度、ピクルスを添えて食べたいと思っている時に栄養価の高いフルコースを食べる必要はないでしょう。空腹は私たちが必要とする食べ物の量については教えてはくれませんが、食べたいものの種類は教えてくれるのです。

空腹は私たちが先に食べた食事を胃が消化した後に現れますが、どれだけの量を食べるのが良いのかは、自分の身体の声を聴き、私たち自らが食べ終えるタイミングを知る必要があるのです。

皿の中の料理を平らげる必要はない

今まで、空腹でもないのにもったいないからと無理に食べていた量を、これからは皿に残すことを学びましょう。手つかずで保存出来るものは保存し、それが出来ないものは潔く捨てましょう。

専門家によると、食べ物を過度に摂取することは、それがどのような内容のものであれ、体重を増やす唯一の原因であることが現在はっきりと証明されているそうです。過剰に摂取されたカロリーの代謝物質が炭水化物であれ、脂質であれ、たんぱく質であれ、私たちの身体は過剰に入ってきたものを貯蔵しなくてはなりません。そしてその貯蔵方法が脂肪という形を取るのです（人体にとっては脂肪組織にのみ保存が可能なのです）。

そういうわけなので、お皿の中の料理を残すことを、それがレストランであろうと、友人宅であろうと、あなたの家であろうと躊躇しないこと。あなたには4つの選択肢があります。残した食事を冷蔵庫に保存する、ペットの犬にあげる、ゴミ箱に捨てる、またはは伸縮自在のあなたの脂肪細胞に貯蔵する、の中から選びましょう。

大食漢の食欲でも変えられる

どこにいても過剰は自然の敵です。一つのことから別な物事へ移行する時は特に、段階的に取り組むほうが無難でしょう。そうすると胃は楽々と少しだけ縮小し、以前ほどの渇望は見せないでしょう。

ヒポクラテス

胃の容量がちょうど良い量まで縮小すれば、あとは節食のルールで制限する必要もなくなります。食欲とは胃袋の容量によって変化するものです。何回か手探りで試してみた後には、自分にとっての適量を知ることになるでしょう。以前は大食漢だったあなたも少食の人になれるのです。でもそのためには、一口一口をゆっくり時間をかけて食べ、胃袋がストップを発するサインを見逃さないようにしなくてはなりません。このタイミングで食べるのを止めるべきなのですが、これは突然空腹感に襲われるのと同様に、突然現れます。最初は恐らく気が付かないでしょう。でも、食事中に「ふむ、十分食べたのでは？」と自問する時がそのタイミングです。あなたの胃袋がいっぱいであることを知らせているのです。

トモ子さんのお皿とお椀

トモ子さんは50年間で1gも体重を増やしていません。彼女は少食で、彼女が使う皿の大きさは所謂ヨーロッパで言われているデザート皿。それに肉か魚を少し、茹でた野菜を一つかみ、その横にご飯を少しとサラダを盛ります。

このささやかなポーションに温かい味噌汁を加え、水分と共にホッとさせる気分を添えています。食事の終わりにはちょっとした甘味、甘くて大きなイチゴ、板チョコ1かけらを食べて彼女は胃袋に食事を終えたことを知らせるのです。

あなたに合った量をイメージする

自分の食べる量を自宅でコントロールするのは比較的簡単なことですが、これを家の外で、例えば職場の人と会話しながらランチをする、または普通ではなかなか食べられないような美味しそうなご馳走を前にして、食べる量を調整するにはどうしたら良いのでしょう。

その解決策は、ここで自分が食べる食品ごとの一回分の量をおおよそ決めておくことです。どのような場所や状況においても考えることなく、自動的に自分が食べる量ということになります。

例えば

・肉または魚（焼いたもの）はトランプカード1枚の大きさ

・チーズはドミノの駒の容量

・バターはサイコロ大、ホテルで出される量と同じ位（10g）
・マヨネーズ、生クリーム、ソースは大きめのクルミの大きさ
・パスタ、キヌア、米、レンズ豆は大匙2杯
・パンは小さめのスライス

一日2、3食に分けて摂ると良い4種類の食品

各々の体格、年齢、活動量にもよりますが、広げた両手の平で作る窪みに収まる量がおおよそ私たちが一日を過ごすに足りる食事量となります。

それを目安に、4種類の食べ物を、肉または魚を1、米、キヌア（小鉢1杯）、パン（1スライス）を1、野菜2の割合で2、3食に分けて食べるようにしましょう。

ウェイト・ウォッチャーズ（Weight watchers）が勧めている一日に摂取すると良い食品の量
・30g　フェタチーズ

・小匙1　バター、ジャム、フレンチドレッシング
・大匙1　生クリーム
・1枚　ドライビスケット
・小匙1　フライパンに入れる油の量
・1スライス　全粒粉パン（25ｇ）
・大匙1　グラタンに入れるホワイトソース（エメンタールチーズ30ｇを加えて）

食べる量を抑えるための秘訣

・家では用途別に自分が使う食器をいつも同じものにする。例えばスープ、カレー、白滝パスタにはマグカップ、サラダには小ボウル、オムレツ、肉・魚などのメインディッシュには中皿、グラタン、オーブン料理にはカマンベールチーズ大の深皿という具合に
・レストランでは、事前にこれから食べることになる料理をイメージしておく
・友人宅に招待された場合、失礼にならない程度に何が出されるのかを聞いてみる（後

に出される料理のために量を少し控える口実にもなります）

・バターやチーズには切り取る前に自分が食べる量をナイフで線引きしておく

・25gのパンの重さを秤がなくても分かるように手の平に覚えさせる

・200㎖ごとの小容器に作り置きのカレー、火を通した肉等を入れて冷凍しておく

・精肉店に「小ステーキ」ではなく具体的に80、100、120gとグラム数を提示した肉をカットしてもらう

・食いしん坊の悩み解決には、細くて背の高いシャンパングラスに盛り付ける（見た目はたっぷりあるように見える視覚効果がある）

胃を満たし、癒してくれるスープや汁物

スープや汁物はパスタやジャガイモといった炭水化物が多く入っているものを除けば空腹感を和らげ、胃袋を満たし、身体を温め（夏には冷製スープで冷却効果）、腸を潤しその働きを促す最高の食べ物です。

どの時代でも人々はスープを飲んできました。昔、フランスの農村地域では夕食のこ

とをスープと言っていました。日本の味噌汁も滋養に富む素晴らしいスープですが、韓国の餅入りユッケジャンスープや中国のワンタンスープ等は、それ一品でりっぱな食事になります。最近の私のお気に入りは人参スープにココナッツミルクを入れ、最後にクミンで香り付けしたスープとマッシュルームヴルーテです。日本流のお粥やベトナムの「フォー」も美味しいですね（ダイエット中の方はベトナムビーフンを白滝で代用しても良いかもしれません）。

食べる量を減らすため、バランスの取れた食べ方をいったん忘れる

毎食バランスの良い
バラエティに富んだ食べ方にこだわると食べ過ぎる

バランスの取れた食事を一食で、または一日さらには一週間を通しての食事で摂ろうとするのはあまり現実的ではないでしょう。数週間または数か月間に亘って、各々の感覚を用いてバランスを取っていくほうがより現実的のような気がします。そこで、毎食完璧にバランスの取れた食事をするという辛い務めを回避させてくれている私たち人体の素晴らしい適応能力に感謝するわけです。人類は今日まで夏に野菜を食べ、冬にでんぷん質を食べて見事に生き永らえてきました。とどのつまり、毎食食べなくてはならない食べ物グ

ループのリストを組み込むことで自らの食事内容をバランスの良いものに強制することは、私たちに不自然な要求を突きつけることになり、そこで今一度自分の食事感覚を無視して食べる、または食べ過ぎる羽目になるのです。

ジャン・フィリップ・ゼルマティ博士『ダイエットせずに痩せる方法』(未邦訳)

日々の食事は野菜と豆料理(それに小さなパンのスライス1枚またはご飯茶碗1杯を加えても)で、魚または肉料理は週に2、3回もあれば十分足りるのです。食事の聖なるルールとして今まで続けられてきた前菜、メインディッシュ、サラダ、チーズそして時にはデザートという具合に食べていると、量の多過ぎる食事になってしまいます。時々ワンプレート料理または丼料理で、軽い空腹感を補うようにしたほうがいいのです。

私たちの生活習慣は変わってきています。様々な束縛が伴う今までの伝統的な食事も、最近では温野菜サラダ、冷たいスープ、アペリティフ・ディナトワールと呼ばれる軽食付きアペリティフ等に取って代わられるようになってきました。そこで、これらの新しく生まれた強制的でない自由を利用して、束縛なくやせてみませんか?

シンプルな料理で満足するコツ

毎週あなたの食事のメニューに新しいレシピや新しい材料を投入してみましょう

ほとんどのメディアからのお知らせ

毎日作るレシピに変化を付けることが、皆と同じに「トレンディ」であるためのキーワードになっているようです。でも、これは日々をスリムでヘルシーに過ごすために必要不可欠なことでしょうか？　私の友人は叔父の例をよく引き合いに出すのですが、その叔父は独身で食事はパン、乳製品、フルーツとナッツのみで100歳まで長生きをしたとのこと。

一方ではルーチンが大嫌いで、常に目新しいレシピを見つけてはそれを作ることに喜びを感じている人もいれば、反対に同じものを規則正しく食べることで満足し、同様に健康でいる人もいます。新鮮な季節の食材を食べるように心掛けることももちろん大切なことでしょう。でもこれもメディアや管理栄養士、自然療法の医師たちが口やかましく囃し立てる「変化に富んだ」レシピと同じことです。

少食は危険ではないでしょうか?

ところで、知りたがり屋さんのために、私がイギリスやタンザニアの自宅にいるとき、何を食べているかお教えしましょう。朝食:サワーオレンジ・ママレードやマーマイトを添えた全粒パンのトーストを半切れ、それに一杯のコーヒー。昼食:ブロッコリー、芽キャベツなどの野菜、小さな茹でたジャガイモ、またはチーズをふりかけたベイクド・ポテトを半分。時折、自家製の風味豊かなマカロニ・チーズやキッシュに変えることも。それにもう一杯のコーヒーとチョコレート二切れ、あるいは何か甘いもの。夕食:朝食のトーストの残り半分にのせたスクランブル・エッグと、グラス一杯の赤ワイン。私が本当に困るのは、満腹状態が長々と続く大盛りの食事だ。間食:おやつを少々。クッキー、リンゴ、オレンジなど、たまたまそばにあったものなら何でも。

ジェーン・グドール『ジェーン・グドールの健やかな食卓』

少なく食べることはすべての健康的な食餌療法の基本です。逆説的になりますが、食べる量が少なければその分エネルギーが増えるのです（消化の際に消化器官が大量のエネルギーを必要とするからです）。さらに、身体が軽いほうが、ストレッチやウォーキングにもより多くの楽しみを見出せますし、そうすることで私たちの身体はよりスマートになり引き締まるのです。

あなたは子供の食べ方を見ていて、彼らが直感的に食べていることに気付いたことはありませんか？　子供は食べたくなくなると食べるのを止めますが、それで死ぬこともないわけです。

反対に、食べ方が足りないと活動的になれないため、あなたの脂肪を燃焼出来ないどころか、昼も夜も食べ物のことが頭から離れず、まるで食べ物に取り憑かれたようになります。空腹を感じた時に、食べたいと思う料理を小さなお盆に並べて準備し（家族のいる人でも各自にお盆を用意してそれぞれの食欲に合わせた量を盛り付けることが出来ます）、そして楽しみの域を越えそうになった時点で箸を置いて食べるのを止める。これがやせる食べ方、そしてスリムな体形を維持する食べ方なのです。

第五章

体内時計ダイエット

空腹が鍵

空腹を手なずけてスリムになる

調和の取れた食生活を送るためにはまずは空腹と満腹の折り合いを計ることだ

中国、十国南唐（江南）の最後の国主　李煜《いく》

重箱の隅をつつくのではなく、正面から問題を見てみましょう。私たちのもとには、例えば「肥満とその原因」「食品の質」について、「断続的断食」または「時間栄養学ダイエット」について等の情報が毎日山のように届けられています。それにもかかわらず、私たちはお腹が空いたら、またはそうでないにせよ食べ続けています。ここで何が問題かと言えば、過体重で悩む人たちのほとんどが本当の空腹というものを知らないということ。なぜならば、食べる前に身体的な空腹を実感するのを待たずに食べ始めてしまう

からです。彼らは「空腹」と「食欲」を混同しているのです。空腹を身体的もしくは感情的な感覚（苦痛、疲労、睡眠不足、退屈、孤独感、ストレス、誰かと一緒に食事をしたいという欲望等）と見なしています。こうした感覚はエネルギーを補充することで満たされるものではなく、本物の身体的な空腹とは違う方法で満たされるべきものなのです。私たちは全くの空腹時に食べるのであれば決して太ることはないでしょう。これは至って簡単なことなのです。

従って、2つのことが重要になります。本当の空腹による食欲なのかどうかを見極めること、そしてこの食欲が訪れるのを待ってから食べ始めることです。なぜならば、この真の空腹こそが私たちの健康と喜び、そしてほっそりした体形の守護者だからです。

空腹は、やせるためのもっとも貴重なツール

空腹がもたらす不快感は何の役にも立たないから、お腹が空く前に時間構わずに食べてしまう、これをしては駄目です。というのも、この「空腹」こそがやせるためのもっとも貴重なツールとなるからです。でも、この「空腹」を普通の「食欲」とどのように

見分けたらいいのでしょう。本当の空腹を「口の中に何でもいいから入れたい欲求」と間違って表現する人もいますが、本当の空腹とは、胃の辺りに溝が出来たような不快感が生じ、時には筋肉の収縮を伴いながら潮の満ち引きのように徐々に周期的に、次第に絶え間なく襲ってくる感覚です。

偽の空腹は「すぐにでも食べたい」という感覚に突然見舞われるのですが、それは20分以上続きません。この感覚は通常は感情的なものが発端となり、一日のうちの特別な時間、またはある食べ物を見たり、その香りを嗅いだりしたことを機に現れるからです。この感覚は身体的な欲求から来るものではないのです。

空腹は眠気と同じくらい自然な現象

ミコトと一緒にいる時、いつでも空腹を忘れてしまう。彼は絶対に自分から食べることを提案しない。以前、空腹を快感にかえて更にそれをエネルギーにするんだ、と言っていた。

日本の作家　小川洋子『揚羽蝶が壊れる時』

空腹は緊急事態ではありません。眠気と同じ位自然な現象で、この眠気は身体の異常を伝えるサインでも、即刻調整しなくてはならないものでもありません（もちろん病気の場合は別です）。

眠気は私たちに「もう寝る時間ですよ」、と知らせてくれる単なるサインで、疲れ過ぎですぐに眠れなくても何も心配することはないのです。空腹についても同じこと。あなたは最後に空腹感を味わった時のことを覚えていますか？　忘れてしまいましたか？

それは多分あなたが食べる時間だから食べる、または社会的な付き合いがあるから食べる、そして一番多いのが「感情的に食べている」からでしょう。

腹ペコマダムと過ごす貴重な30分

食べる30分前に本当の空腹を覚えてから食べ始める習慣を付けるのが理想です。そうすると胃も完全に空の状態で、正しく消化するための準備も万端です。今まであなたにこの習慣がなかったのであれば、少しばかりの辛抱が必要になるでしょう。一番難しいのは、最初にどの程度の量を食べれば次の食事の30分前に空腹感が現れるのか（すなわち5〜6時間後）を見定めることです。従って、食事の量を調整する必要があります。初めは、もし30分待つのが辛ければ10分、20分と段階的に待ち時間を定めてみましょう。友人と夕食を取る約束をしているのであれば、ランチを軽くしましょう。空腹を未然に防ぐことは絶対にしてはなりません（例えば、買い物に出掛ける前に少しだけ何かをつまむというようなことです）。空腹になることを予防してしまっては、それは仕舞いには「減量しないための予防策」になってしまいます。

それでも空腹が訪れない時には？

最初、思い通りに空腹感が訪れないこともあります。30分待っても駄目な時はゆったりと1時間ほど待ってみてください。さもなければ一食抜いてみてみましょう。これもたった数時間の話です。もしかするとその前の食事であなたは食べ過ぎていたのかもしれませんね。あなたの胃袋は、このようにトレーニングすることで徐々に元の自然なサイズに戻っていき、いつもの「腹ペコ、腹ペコ！」を連呼しなくなります。あなたの体重過多がひと際重症の場合、空腹感がなかなか現れないこともあります。その場合は徐々に食べる量を減らしていく方法しかありません。そうして体重を少し落としてから、本当の空腹の感覚を再発見するようにします。

この感覚は必ず訪れます。そして、この習慣が一生涯続くように、食べ物ノートを使って、どの時間からお腹が空き始めてどの時間に食べたかを記しておくのも良いかもしれません。

自分の体内時計に沿って

いつ、どのようなリズムで食べたらいいの？

私のフランスの友人は、妻が日本に行っていた2か月間の留守の間に6kg減量出来たと喜んで報告してきました。朝昼晩と日に3回食事をせずに、お腹が空いた時にだけ食べていたとのこと。これはひとつの事実です。

私たちの本性が食べたい時に食べるように仕向けている中、管理栄養士が勧めているような一日に3回規則正しく食事を摂る逆説的なルールと、断続的断食やチートデイ等があり、時間栄養学（Chrono Nutrition）的な食餌療法のルールを明確に理解するのはかなり難しいことです。私たちは自分の身体を構成している自然のリズムを軽視しがちですが、このリズムを大切にすることこそが、自分の身体を気遣うだけでなく、やせるためにも必要不可欠なことなのです。

一日3食にこだわるのなら

空腹を食らうダイエットを超えるほどのダイエットはない。大体私が腹を空かすと私は何でもむさぼり食ってしまう。キッチンに駆け込み何か自分で食べる物を作るのだ。それ故にこのように太ってしまった。でも心を入れ替えた。今では腹が空くと目を瞑り、空想のキッチンに行き、そこで自分の空腹を調理することにしている。

日本の俳優　映画監督　伊丹十三『たんぽぽ』

確かに5時間空けた「一日3食」が刻むリズムにはそれなりの利点はあると思います。間食なしで毎日3食食べることは、空腹に悩まされずやせることも可能にしてくれるでしょう。このリズムは自分の食欲、社会生活や家族、規則正しい仕事のスケジュールなどとの兼ね合いからみても、恐らく一番快適な食事のリズムと言えるでしょう。あなたが「気まぐれ」な食生活を止めて、より規則正しいものにしたいと願っているのであれば、やせようと思う以前の問題として、まずきっちり一日3食にし、間食なしという生活が目標となります。間食なし、というのはリンゴ1個も、カフェラテの1杯もなしという意味です（砂糖抜き紅茶またはコーヒーにミルクを少々入れるのはオーケーですが、クリームは駄目です）。最初、間食の習慣が付いている人にとっては、おやつの時間にお腹が空くかもしれませんが、身体も心も次第に慣れてくるでしょう。

ただこの3食が軽過ぎる食事にならないように気を付けましょう。さもなければ食事と食事の間にお腹が空いて、我慢が出来なくなってしまうからです。身体が3食のリズムに十分適応してきたら、徐々に一回の食事量を減らせます。

間食の例外は激しいスポーツの後、妊娠中、仕事上止むを得ない場合に限られます。そういう時の食べ物も出来るだけ軽いものを心掛け、夕食時には空腹になるようにしましょう。

一日3食主義

ベストセラー『Maxi 減量の小ガイドブック』の著者であるベルナデット・フィラーは、以下に記した時間栄養学ダイエットのおかげで一年間に30kg体重を落としました。

10時　朝食、お好みで

・フランスパン2切＋アボカド半分、グリルベーコン2枚または
・トースト2枚＋チーズとトマトまたは
・ヨーグルト＋フレッシュフルーツまたは
・ヨーグルト＋燕麦フレーク30ｇまたは
・ハム、チーズ、全粒粉パン

14時　昼食

・野菜スープ／インゲン豆料理または
・グリーンサラダ＋鮭か鶏肉または
・緑黄色野菜と肉・魚・大豆等のたんぱく質または
・刺身

16時　間食

・ナッツ類30ｇまたはブドウ等の果物一つかみ

18時　夕食
・魚、肉のグリル＋温野菜かサラダまたは
・タイカレー（ココナッツミルク入り）、または魚か鶏肉をベースにしたインドカレーをカリフラワーを米の代わりにしたものにかけて食する、または
・ラタトゥイユ

18時45分に2回目の間食
・カカオ80％のチョコレート2かけら

確かにこのリズムが減量には最適のように見えますが、各々のスケジュールに必ずしも合うとは言えません。私の友人のクレオは間食する習慣がなく、食事の時間以外に食べることはないのですが、食事内容をバランスの良いものに改善することで12kgの減量に成功しました。

その食事は以下の通りです。

・朝：コーヒー、バター付きパン
・昼：パスタ、クスクスまたは蕎麦+野菜とフルーツ
・夜：肉・魚・大豆等のたんぱく質と野菜のみ

一日3食が向かない人もいる

シンプルに生きるのは簡単ではないと書いていた作家のギュスターヴ・フローベールは、一日の最初の食事を11時に取っていました。それは卵、野菜、チーズまたはフルーツそれに温かいココアから成る典型的なブランチ。なぜならば、フローベールは満腹の状態で仕事をしたくなかったからです。たとえ社会の規範や慣例が一日3食取ることが「当たり前で自然なこと」と考えるようにプログラムを組んだとしても、このリズムが必ずしも万人に適しているとは言えないのです。さらに、このリズムが一日を跨《また》いだバリエーションさえもあり得るのです。朝起き抜けに空腹や眠気を覚える人もいれば、そ

れが夜起こる人もいます。一日に2回しか食事をしない人もいれば、一日に4回食事を取る人もいます。どのような頻度で食事をしたら良いか、その道案内役は自分をよく知ることと。無理をするのではなく、空腹感を覚えるようになってから食べることです。その空腹感も前に食べた食事の内容や量によって変わってきますし、ある時点での身体的及び知的活動のレベルによっても変わってきます（テレビを観て過ごした午後と違って、スポーツの後にはより栄養価の高い食べ物が欲しくなります）。

王様の朝食、王子様の昼食、貧者の夕食

私はたいてい一日に一回しか食事を取りません。お腹が空いていない時は絶対に食べません。

ヨガインストラクターをしているとてもスリムな友人

これを金言としている人も多く見かけます。栄養士は私たちの消化酵素は朝が一番多く分泌され、その効果は昼頃まで高まり、夕方にかけて弱まっていくと言っています。実際には次に挙げるタイプの食事になります。

・たんぱく質をベースにした朝食（卵、肉、豆腐）と良質の油（アボカドオイル、油性の種子）、この組み合わせは代謝が良い
・昼食には、野菜＋肉または魚（約１００g）、午後の活動レベルに合わせて米またはでんぷん質のもの
・夕食には、軽めの食事（スープ、蒸し野菜、レンズ豆）と油脂を少し。なぜならば、脂質を分解吸収する消化酵素の分泌が私たちの体内でもっとも低い状態にあるから。動物性たんぱく質に至っては必須ではありません。十分に足りているので、時々で良いのです。

ところで、自然界では夜間に食べる動物は少ないのです。従って夜は少し、または何も食べないのは理に適っているということ。なぜならば夜間に身体はカロリーを燃焼しないからです（身体は胃の消化が終わった段階で脂肪を一回のみ燃焼させます。そしてそこから12時間何も食べない時間がやせ始めるためには必要不可欠と言われています）。従って、就寝前に食べたものはすべてお腹に蓄えられます。それ故に、太らないために

はお腹を空っぽにしておくことが重要なのです。

夕食を禁じている宗教も多くみられます。禅の僧侶の中でもゼニス（天頂）以降は食べない者もいます。昔、英国人は一日の最後の食事を17時に、有名な「ファイブ・オ・クロック」を取り、フランスの農民はスーペ（夕食）を早い時間帯に食べていました。ディネ（夕食）は街に住む裕福な人たち固有の食事形態で、こうした人たちはコンサートや演劇を鑑賞した後に遅めのディネを取っていたのです。

さらに、本当の意味での休息は、私たちの身体が消化を終えるまで待たないとなりません。そこから初めて身体も再生し始めるのです。

朝食を取る？　抜く？　意見は分かれます

この研究報告を調査した人たちは、朝食を食べない習慣が体重の増加に影響することはほとんどないと結論づけている。わたしも朝食に特別な力があるとは思っていないが、朝食は欠かさない。（中略）

食事を抜くのは身体に悪いとよく言われるのは、お腹がすいた状態でいると、食べる量を抑えづらくなるからではないかと思う。実際、ダイエット中の女性を対象にした調査では、食事を抜かなかった女性は、ときどき食事を抜いた女性に比べて35キロ近く体重が減った。朝食を抜くと、一日中自分に甘くなり、よくない判断を下しやすくなる人も多い。誕生日会に呼ばれた娘を迎えに行き、娘が出てくるのを友人と一緒に待っていると、その友人はカップケーキを一つ手にとってこう言った。「今朝は朝食を食べていないから、これを食べても大丈夫」。

グレッチェン・ルービン『人生を変える習慣のつくり方』

朝食を取るべきか否か？　専門家たちの意見は分かれています。一方では朝食は取らないほうが良いと主張します。その一方では朝食を抜くと、身体はその一日のリズムを調整する遺伝子の働きを開始出来なくなると主張します。食べる量の観点からも、同じ食べ物を同量食べる際、それを夜食べるよりは朝食べたほうが早く満足感が得られると。そういうわけできちんと朝食を取ることで、満腹感が持続するというのです。また、朝食を抜いたからといって食べた時と比べて体重の減量には繋がらないと言う人もいます。

その一方で、夜間の睡眠中に私たちの身体は脂肪を燃焼するマシーンに変化するため、朝食に何も取らなければ、身体は脂肪を燃焼し続けます。朝食をたんぱく質豊富な控えめなもの（例えば卵2つにアボカド半分とベーコン1枚というような）にすれば、私たちの身体はさらに活発に脂肪を燃焼し続けると主張する人たちもいます。

朝食時にお腹が空かない？

あなたが朝食を取りたいと思ってもその時にお腹が空いていないということもあるでしょう。そういう時は起床から1時間ほど置いて、たんぱく質系の食べ物を摂りましょう。こうすることで、次の食事には程よい空腹感が現れ、ランチに食べ過ぎずに済むでしょう。朝食は必ず取らなくてはならないものではありません。専門家の説明によれば、身体は前夜の消化を完了し、脂肪に蓄えられた滓を排泄する準備をするのが朝の5時から10時の間とのこと。そうなると朝食（プチ・デ・ジュネを言葉通りに訳すと、小・除く・断食、すなわち「断食の小休止」という意味）にとっては最悪の時間帯となり、食事を取るのは本物の昼食（デ・ジュネ、断食中断）を待つほうが良いということになります。

時間栄養学ダイエットは確かにとても複雑です。結局食事の取り方は自分の活動時間に応じて、朝目覚めた時間に合わせて、そこからお腹が空いた時に「朝食」の時間を設定するというのが良いのではないでしょうか（もちろん時間的にそれが可能な場合に限られますが）。繰り返しますが、空腹のサインを待ってから食べることが肝心ということになります。

一日1食？

アメリカのミステリー作家チェスター・ハイムズの場合：

「パリのホテルでは、タバコとスコッチがあればいい。ときどき、肉と野菜のうまい料理を、部屋の簡易キッチンで作る必要もあるね。書いていると必ず食欲が湧いてくるんだ」

メイソン・カリー『天才たちの日課　クリエティブな人々の必ずしもクリエティブでない日々』

カナダの有名ピアニスト、グレン・グールドにとっての日課は「安心」を意味していたと言われています。その日中にかけなければならない電話をかけ終えると、彼は一人で地元の小さなレストランに出掛けていき、その日の唯一の食事を取るのでした。それはスクランブルエッグ、サラダ、トースト、フルーツジュース、シャーベットとカフェインフリー・コーヒー。それ以上食べることは彼に罪悪感を与えていたのです。もちろん、時々アロールートでんぷんのビスケットやリッツクラッカーを、紅茶や水、オレンジジュースやコーヒーと一緒につまむことはありましたが、録音の日には彼は必ず絶食していました。彼に言わせれば断食は精神を研ぎ澄ませてくれるものだそうです。

一日一食で十分という代謝の方法もあります。私たちの身体は過度の食べ物よりも、むしろ食べ物の欠乏により上手く適合するように出来ていると断言する研究もあるほどです。少々栄養不足気味の人のほうが栄養過多の人よりも長生きするのです。

身体は何も食べない時間を欲している

断続的断食…食後に16時間何も食べないこと。

アメリカ、サウスカリフォルニア大学教授　ピンチャス・コーエン博士

休ませる時間が長ければ長いほど、消化器官はより多くの脂肪を燃焼します。誰も過剰に太らないというような理想の世界では、夜間燃焼されたカロリーは一日の食事の直後に脂肪の形で蓄えられるカロリーによって相殺されることになります。「身体には何も食べないでいる時間が必要」。このことさえ理解出来れば、日常的に数時間断食するのが望ましいことは当然明白で、前日19時に食べるのを止めて翌日の朝食を最低限12時間後（または14〜16時間後）に取ることは理に適っているのです。激しい肉体労働をしていない限り、一日2食でも十分なのです。世界でも最良のものと認められている中国の医学も、中国人の多くは伝統的に朝は茶を飲み、最初の食事は11時頃に取って健康維持していると説いています。

断食がもたらす効用

栄養科学における私の経験を基に研究室で始めているアプローチの一つは、食べ物が神経形成に与えるインパクトを調べることと、それが記憶にどのような効果をもたらすのかを探ることです。我々が大掛かりな研究をした食餌療法のタイプは断続的断食でした。

フランスの神経科学者　サンドリーヌ・チュレ博士

1990年頃までは、私たちが脳内に蓄えているニューロンの数値は年を取るたびにひたすら減少していくだけで、成人には新たな脳細胞を生成出来ないと考えられていました。ところが、今日では生涯を通して、成人の神経システムにおいて新たなニューロン細胞が作られていることを研究者たちは発見しています。チュレ博士は脳の中央に位置する海馬（物事を覚える、記憶する、機嫌、感動、空間認知などにとって大変重要な器官）が絶え間なく新たなニューロンを生成していると述べています。これを可能にするためには、食べる量を減らし、運動をし、毎日一定の時間断食をする必要があり、この3つの条件を実行するだけで、私たちの神経細胞が形成され、老化による認知レベルの低下を防ぐと言うのです。70歳以上の人が断続的断食を行うことで、その人たちの言語記憶が3か月後に30％改善するという結果が出ているとのことです。

「気まぐれ」に食べる食べ方

私は朝早起きです。その徳性からではなくそれが私の自然なサイクルだからです。私はスイミングをし、腹ペコで戻ってきます。そこでシリアルを大きなボウル一杯食べ、紅茶かココアの一杯目を飲みます。書き物をしていてガスの火を消し忘れたらいけないので私は湯を沸かすのに電気ポットを使っています。昼には私のお気に入りの食事、ニシンと黒パンを摂ります。夜はだいたいタブーレとサーディンを食べます。(もし友人が食べに来たらお寿司にします)

イギリスの脳神経科医　オリバー・サックス

一日に2回、3回、それ以上の簡単な食事を取りますか?「気まぐれ」に食べることも、規則正しい時間に食事を取るのと同じ位減量に役に立ちます。お腹が空いた時に小さなサラダとコールドローストポーク、しばらく経ってからのスープを1杯、ナッツを少々。食卓に着いてきちんとした食事を取るのが嫌いな人、またはその時間が取れない人にはこのような方法もあるのです。すべてが個人個人の性格や気分、各々の時間割り次第。食事のタイプを変化させる、または無理をしてでも規則正しいリズムで食べることなどははっきり言って減量にはあまり効果的ではありません。肝心なことは、美味しくて「ヘルシーな」食べ物を少量、本当にお腹が空いた時に食べる、それだけのこと。他のルールは重要ではないのです。あなたが自分のリズムを見つけさえすれば、時間と共にあなたらしい食べ方が板についてきます。このように申し上げた上で、一日2食（または軽食を3回）というのがもしかすると一番負担が少ない無理なく出来る心休まる食餌療法かもしれません。何を食べるのか、について考えることも少なくなりますし、気まぐれに食べることが体重に影響することを心配しないでも済みます。一方で「気まぐれ食い」の場合は自己コントロールと計算が必要となるかもしれません。また、断続的断食を大袈裟に捉える必要もないのですが、良識の問題として、消化器官を少なくとも夜間12時間休ませることも考慮しないとなりません。何よりも自分の身体の声に耳を傾け、自分の本来の性質を気遣いましょう。とどのつまり、それが一番自分に合った食餌療法なのです。

間食とつまみ食い

間食は現代の悪習慣？

間食すること、これが太り過ぎを招く大きな理由のひとつでしょう。なぜならば、私たちは常に食べ物のすぐ近くで生活しているからです。オープンキッチン、キッチンカウンター、スナック菓子で満杯のデスクの引き出し、食べ物の広告ポスター、すぐに食べられてワンクリックで購入できるインスタント食品、ホテルや旅館の部屋に置いてあるお菓子、無料の試食品、コーヒーとセットになっているケーキ等、私たちは文字通り食べ物に取り囲まれ、食べ物と共に生きているのです。そして知らないうちにちょこちょこと間食しているのです。でもこのようなちょこちょこ食べは、退屈、孤独、引きこもり、不安、疲労、飲酒という状況、またはヘルシーな食べ物が家にない状態からきているので、一種の「反動」、忘れてしまいたい心地悪さの代償として行っているのではないでしょうか。

間食は「計画」するものではなく、衝動的に、ほとんど隠れてする行為です。とは言え、この行為が私たちの健康とボディラインに及ぼそうとしている「計画」を、私たちは認識しているでしょうか？

間食はなぜ太るのか？

私は西尾さんと姉、そして母に飢えていた。私は彼女たちが私を腕の中に抱きしめてくれること、私を見つめてくれることに飢えていた。

アメリー・ノートン『空腹伝』（末邦訳）

今、断続的断食が話題になっていますが、ちょこちょこと間食することを止めるほうがダイエットには遥かに効果的です。一回の食事を消化するのには4〜6時間はかかるので、実験用のマウスに四六時中食べ物を与え、かじらせていると、そのマウスはあっという間に肥満になります。私たちがキャンディ、フルーツジュース、フルーツ……といったものでも食間に摂ると、その前に食べた食事がまだ消化しきれていない状態で消化器官が作動し、消化プロセスが始まってしまうのです。3時のおやつにコーヒーと一緒にビスケット1枚食べたとしても同じことで、ランチの消化を妨げることになります。身体は急遽新たに消化プロセスを再開するハメになり、すでに体内に取り込んでいた食べ物でまだ未消化のものは発酵します。それがお腹の張りを起こし、避けられたはずの不快感と疲労感を引き起こすのです。さらに、消化を新たに繰り返し強いることで消化システム自体も疲弊し、老朽化し、様々な慢性病を引き起こします（アレルギー、喘息、がん、アルツハイマー、高血圧、自己免疫疾患など）。四六時中間食を繰り返すことで身体の浄化機能も妨げられます。

断食を推奨する専門家によると、食べ滓は細胞の周りにこびりつき、がん化します。身体が浄化されずに滓が溜まっていくとそこに病が発生するのです。そして、言うまでもないことですが、間食することで消費するカロリー値も上がります。その値は食事に取るカロリーと同じレベルの時も十分あり得るのです。

食事の量が足りないから間食する

減量したいと願っている人たちの多くは基本的な間違いをしています。それは太らないために肝心な食事を抜くことです。食事を抜く、または十分な量を摂らないでいると数時間後には空腹になります。我慢が出来ずに間食に走るのです。仮に一日中空腹でいることが数日間持つとしても、これは長期的には全く不可能なことです。そこでいわゆるヨーヨー現象と言われている「減量・リバウンド」を繰り返すのです。「まとも」な食事を、たとえ内容は軽いものでも一日に2回、または3回取るほうが、空腹を紛らわすために四六時中間食を繰り返すよりも減量に貢献します。さらに、しっかり食べていないと、間食をしないとしても、次の食事に必要以上に食べてしまうでしょう。

そうなるとやせるためにはお腹の「持ち」が良く、さらに太らない食べ物を選ぶことが重要になってきます。

お腹の持ちが悪い食品

大量生産されたパン、ベーグル、ビスケット、デーツ、清涼飲料水、食物繊維が少な

いシリアル、ポテトチップス、クラッカー、ジャガイモ

お腹の持ちが比較的良い食品

全粒粉パン、食物繊維が豊富なシリアル、パスタ、グラノーラ、チョコレート、クスクス、キヌア、サツマイモ、トルティーヤ、フレッシュフルーツジュース

お腹の持ちの良い食品

魚、卵、肉、乳製品、大豆製品、野菜、ナッツ類

例外的に許される間食

・夕方に軽食を必要とする子供。子供の胃は小さく、一度にたくさんの量を食べられないため
・夜間トレーニングをするアスリート
・夕方または夜間に仕事をする人
・食欲を失っている人

・妊娠中または授乳中の女性

「感情で食べる」のを止める

食物や酒、麻薬を麻酔のように、ある特定の感覚を麻痺させるために用いる人もいます。減量することを論じるにあたっては、この問題は大変重要なもののひとつです。オーストラリアの栄養学者ジョージー・フェアー博士は自分の感情の度合いを明確な言葉で評価し、意識化することを勧めています。例えば、興奮、いらだち、満足、退屈、孤独、不安、先延ばしにする癖など。そうすることで間食をする代わりに具体的な行動を起こしやすくなります（例えば、あなたに対して暴言を吐いた相手に態度を改めるように伝えることなど）。「このようなことに気が付いた」と自分に対して言ってみるだけで、クッキーの袋に手を伸ばすことでは見つけられなかったような問題の解決方法を見つける手助けになると言うのです。

問題が生じた時には冷静になり、その状況を出来る限り明確に、距離を置いて見るようにしましょう。酷《むご》く許せない状況は、私たちが将来の不安や恐れ、過去の失敗に圧倒されていることから来ています。でも実際にその時には、物事が心配していたほど酷くはないことが多いのです。

気分で間食のタイプを選ぶ

おかしくておなかがよじれそうだった。あまりにおかしくて、食事のことはどうでもよくなった！

ジェーン・グドール『ジェーン・グドールの健やかな食卓』

私たちは大抵癒されることを求めて間食をするので、それは私たちの欲求に応じて選ぶべきで、栄養的な品質や食餌療法的な価値の観点から選ぶべきではありません。甘いものを少しばかりかじりたければ、あなたに真の喜びを与えるものを食べるべきです。良質のチョコレートボンボンのほうが安いビスケット一袋よりもあなたを元気づけてくれるはず。そこでうしろめたさと共に手あたり次第食べるのではなく、本当に食べたいという必要を確認した上で、ゆっくりとあなたにとっての最高のスナックを食べるようにするのです。

少しだけつまみたいという気持ちを忘れさせるアイデア

年が経つに連れて、私はちょっとした一時的な変化が精神エネルギーの勢いを活性化することを発見した。それは例えば、隣の部屋に行くこと。それよりもさらに良いのが外に出ていくこと、またはシャワーを浴びること

アメリカの映画監督　俳優　脚本家　ウッディ・アレン

退屈だと気が付いたら、そこでぐずぐずしていないで立ち上がり、服を着替えて買い物に行く、または散歩をしに出掛けましょう。またはお風呂に入る、シャワーを浴びて、録り置きのビデオや映画を観るのはいかがでしょう？　退屈する前に必ずや一つや二つやりたいことが見つかるはずです。それをどんどん探していくのです。もし一日中家に引きこもっていたのなら外に出ましょう。もし外で忙しい一週間を過ごしたのであれば家で、独りで出来る用事を見つけましょう。興味深い本を読んでみる、掃除や片付けをするなど。欲求と空腹、喉の渇きを混同していないか自分に問うてみましょう。私たちが必要としているものが単なる休息、または今取り組んでいる活動を止めることだけ、

ということもあるのです。そのような時、食事の終わりのカカオポリフェノール90％のブラックチョコレート1かけら、またはミントキャンディ1粒が「何か食べたい欲求」を鎮めてくれることもあります。

間食と軽食を混同しない

彼女が唯一飲む飲み物は粉末ミルクを入れた普通の紅茶でした。彼女は一日にリンゴを半分と時々ドライアプリコットを食べていました。それが12年間続きました。この食餌法に変化形は無く、通常、人々が単調さ、鬱または過度な仕事量から逃れるために当てにする菓子やチョコレートまたはアイスクリームといった食の楽しみ、美味しいものは皆無でした

ヴィッキー・マッケンジー『雪の中の隠遁者』（末邦訳）

間食も「キチンと」と取れば間食ではなくなります。ちょっとした空腹を満たしてくれるので、ある意味では欲求を満たしてくれます。それが「キチンと」したものであれ

ば次の食事を取る必要もなくなる、ということもあります。間食したい欲求に駆られたら、その欲求を意識的に味わい、潔くテーブルに着いて、それを満たすことです。そうすれば空腹感は身体的なものでも精神的なものでも満たされます。

過体重を食い止める唯一で普遍的な法則など存在しないのです。間食をしたことはないけれど太っている人もいれば、四六時中何か口にしていて、まともな食事をしていなくてもやせている人はやせているのですから。

太らない賢い間食

「小腹が空いた！」この言葉を私たちは日に何回繰り返しているでしょう？　あなたのメニューが完全であれば、こうした甘いものへの欲求は空腹とは関係のない心理的な欲求でしょう。間食をしないで済む最良の方法は、もちろん次の食事のことを考えること。でもこれは毎回上手くいくとは限りません。

このような時は良質のスナックを選ぶことが大切です。お腹の持ちが少なくとも2時間継続し、満腹感を与えつつもカロリーは150㎉。これに相応しいものがたんぱく質、脂肪、食物繊維が豊富な食品です。バナナは胃の中に一時間しか留まらないとして、ヨーグルト、チーズ30ｇ、コールドミート一切れは次の食事まで持たせてくれます。中でもおやつとして最適なのがナッツです。クルミ、ヘーゼルナッツ、アーモンド、カシューナッツ、松の実など。ある農産物加工業の生産者はクルミ3粒、アーモンド7粒、ヘーゼルナッツ5粒のミックスナッツを小分けにパッケージし、7日分入れたものを商品化し、大儲けをしました。これらのナッツの栄養素はたんぱく質が5・8ｇ、カルシウム101mg、マグネシウム32mg、ビタミンB_2・Eも豊富、そしてヘルシーな脂質を供給してくれます。この良質の脂質には太らないだけでなく、やせる効果もみられるのです。多くの女性がバッグにこのようなナッツのスナックを常に携帯しています。

間食の習慣をなくすため、何を食べたかをメモする

食べ物ノートに自分が羽目を外して食べてしまったことを書き残しておくと、どうして空腹でない時でも食べてしまうのかが理解出来るようになります。自分の弱みを「意識化」することはそれを抑制し、再度コントロール出来るようになることを意味します。

「間食ゼロ」という項目を作り、間食しなかった日にチェックする、というのも励みになります。夜寝る前にその日間食しなかった達成感を味わうのも楽しみになるはずです。

しばらくするとこれらの努力が実り、間食しないことがあなたの第二の天性になるでしょう。

ミニ断食は最適な方法

断食はダイエットではない

どうやったら減量出来るのかが分からなくなってしまった、食欲がコントロール出来なくなった、または落ち込み気味の気分を上げることが出来ない、こんな時に一番効くのがプチ断食です。

断食することがあなたの体内時計の針を元に戻してくれるばかりか、ヘルシーでまともな食生活のレールの上に戻してくれます。断食はダイエットではありませんが、太古の時代から地球上の民族のほとんどが身体の均衡を取り戻すために実施してきた慣行です。ちなみに、ダイエットは均衡を崩すものです。私たちの身体が自然に体内に栄養分を蓄えるのであれば（過去に飢餓の期間を経験した遺伝子にその対処法として組み込まれている行動）、逆にこれらの蓄えを利用しないことは自然ではないということです。

定期的に断食することは、一方ではこれらの蓄えを解放することになり、もう一方では消化器官の掃除や解毒、休ませる働きをします。定期的に断食する人は、それがたったの一日でも数週間にわたるものでも、自分に相応しい理想体重を徐々に取り戻し、より多くのバイタリティのみならず、総合的により良い健康な身体を得るのです。

信じがたい断食の効用

食べることは必要でしょうか？　これは挑発的な質問ですか？　でも病気だと動物は何も食べなくなることを認めなくてはなりません。これは最初に明らかなことです。それは彼の本能が彼に何をしなければならないかを命じるのであって、この本能が回復または死ぬまで食を断つようにと伝えているのです。（死も回復の一つの形でもある）断食の最中には再生と快復プロセスが最大限活性化されているのです。

シュバイツアー博士の助手　Ｊ・Ｐ・ウィレム博士『ガンにかからない人達の秘密』（未邦訳）

病気の70％は私たちが選択する生き方に起因すると言われています。量が多過ぎる、または不健康な食事、タバコ、塩、砂糖、アルコール、コーヒー、加工食品、害を及ぼす状況または有害な人との接触等……。あなたが断食を行うメリットに疑問をお持ちでしたら、ジェイソン・ファン博士のレポートを読まれると良いと思います（このテーマについては一番よく書かれているもののひとつです）。または2016年にノーベル医学・生理学賞を受賞した大隅良典博士のオートファジーについて書かれた論文を探してみると良いでしょう。オートファジーとは自食という意味です。

断食中、私たちの細胞は再生されるのです。身体には自然に自らの細胞を浄化させる働きが備わっていて、その時に傷んだもの、古くなったものを排出します。身体の器官の働きを防御するために、要らなくなった細胞を自食し、老廃物も自ら消化するのです。従って、断食による空腹感が「飢え」に似ていると思うかもしれませんが、違うのです。「飢え」は耐え忍ぶものであるのに対して、「断食」はそれを実行することを自ら選択するものだからです。私たちは自分の細胞を干からびさせ、腎臓、肺、腸、皮膚といった排泄器官の余分な脂肪を取り除き、そうすることで精神を再起動させることを自ら選ぶのです。

断食は心を鎮め、食べる行為で自分を紛らわせている状態から抜け出し、自信を取り戻す手助けをしてくれます。断食の後は、たとえそれが短いものでも、例えば食事の量を減らす、または食べない時間を我慢する（断続的断食）というような新しい習慣を開始し易くしてくれます。断食には、それがたとえ1日だけ、または2日、3日であろうと、生理的にも感情的にもダブルの洗浄効果があるのです。

断食開始後の初めの3日間に体内で起こること

初日は比較的すべてが上手くいきます。翌日、血糖値のレベルによっては頭痛、めまい、動悸が現れることがあります。心臓、脳、また機能するためにブドウ糖を必要とする臓器がブドウ糖の不足を訴えるからです。体内の器官はそこで、たんぱく質と脂質（私たちの筋肉や脂肪に存在している）からケトン体を作り始めます。私たちが食べ続けている時には作らないのですが、糖質の消費が途絶えると、身体はそれを自ら作り出すのです。

しかし、それを分泌するホルモンが稼働するまでに少し時間がかかります。そのタイムラグのせいで前述の不快感が現れるのです。一般的に断食を始めて3日目が身体的に一番辛いものになります。口臭、肌には吹き出物が出来る場合もあります。しかし、これらの兆候は身体がデトックスしている良い証拠。そこで身体はケトーシス状態（エネルギー源としてのブドウ糖が不足した身体が、代わりに脂肪をエネルギー源とする状態）に入るわけです。これらの不快感はこの状態に身体が適応する過程のひとつと捉えればさほど辛くはないはずです。炭酸水、薄めに淹れたコーヒー、紅茶または野菜のブイヨンスープを飲むことで空腹をごまかすことが出来ます。

断食一日目をどのように耐える？

「明日は明日の風が吹く」
日本の格言

断食中は毎日がそれぞれに異なった一日となります。ただし、心理的には間違いなく初日が一番辛いでしょう。とは言え、断食が成功するか否かはこの日にかかっているのです。熱いお風呂に入ってみる。ぼーっとしないように何か取り組むものを見つけましょう。片付け、家の掃除も結構。とにかく翌朝まで食べないでなんとか持ちこたえるのです。何よりもあなたが今、正に口に入れようとしている一口の食べ物、この小さな一口をあなたが拒むこと、これにすべてがかかっているのです。その日の夜寝る前に、断食初日を無事にクリアした達成感に一人ほくそ笑む自分を想像しながら持ちこたえること。これが時間が経過するにつれて少しだけ気持ちを楽にしてくれるはずです。

この3日間の断食が

・自分をリセットする
・消化器官を休ませる（それ以降の食生活を考えながら）
・胃をダウンサイジングすることで食べる量を減らす

と、自分に何度も繰り返し言い聞かせると良いでしょう（または付箋に書いて近くに貼っておくのも役に立ちます）。

定期的に断食することを好む人たち

普遍的なルールなど存在しないと言いたい。そして例えこの地球上の人の誰かが、私たちがいつ断食をするべきか、そしていつ食べるべきかを命じたとしても耳を貸すべきではない。どんな科学者も、この世の医者も、研究所もあなたが個人的にやるべきことをあなたに告げることは出来ないのだ。各自が耳を傾けるべき唯一の権威は自分の身体が発する声。なぜならこの大地の母はそれをデザインするのに何億年もかけてきたのだから。

イギリスのGAPS（腸の状態が原因となる心理・精神症状）の権威
ナターシャ・キャンベル・マクブライド博士

様々な理由から定期的に断食する人も見かけます（養生のため、スリム体形を維持するため、倫理的観点から）。

断食後は甘いものよりもヘルシーな食べ物が食べたくなります。断食することを覚えておくと例えば、手術前や、航空便の遅れなど食事を抜かなければならない場合にも大変便利です。さらに、完全な断食というのはありません。「半断食」という一食だけ取るダイエット、例えば朝、昼食を抜き、夕食にスープ、リンゴ、というように、限りなく軽い食事にするものを試してみてもよいかもしれません。

第六章

たとえやせても楽しみがなければ意味がない

フラストレーションの原因になるようなダイエットは決して続かない

食事を制限するあまり自分をみじめにさせる強迫的過食症に陥ることは、不健康なだけでなくストレスを与えます。やせるためには自分にとっての楽しみの部分も取って置かなくてはいけません。そうすることで、ダイエットは6割成功したようなものです。なぜならば、食べることが癒しであることを私たちは知っているからです。

あなたが罪悪感を抱かずに(一回に食べる量を減らすだけでしたら大丈夫ですよね)食べることに楽しみを見出しながら食事をすると、それだけでもやせてくるはずです。作家のソール・ベロー氏の昼食はツナサラダまたは燻製の魚に、たった一杯のジントニックだけだったと言われています。彼にとっては、量よりもこのような食事を楽しむことで満足感を得ていたのです。

私たちの身体は本当に少しのものでも生きていくことは出来るのですが、心のほうは楽しみなしではいられないのです。よく熟れた桃を丸ごとかじる楽しみは、香り、味、感触、色、かじる時の音、口の中に広がる桃のジュース、うぶ毛のような桃の皮の触感、これらすべてが私たちを栄養分以上に養ってくれるのです。

自分の心が欲する声に耳を傾けて

母はこの情熱を拒絶し、抑制し、私が懇願したチョコレートの代わりにチーズを与えては私を怒りで引きつらせ、ゆで卵を与えては私を憤慨させ、寝ぼけた味のリンゴを与えては私をどうでもよい気持ちにさせた。そして空腹感は騙されないばかりか、どんどんひどくなっていった。まったく欲しくないものを与えられたことで、私はさらに空腹の度合いを増していった。

アメリー・ノートン『空腹伝』(未邦訳)

自分がどのようなタイプの食べ物、または食事を欲しているのか? これを正確に定めて、それを自分に許せばよいのです。ただし条件が2つ。その食べ物の量を少量にすることと快適な雰囲気の中で食べることです(環境、食器、誰と一緒に食べるか等)。

電子レンジで温めたダイエット用の低カロリースープを食べ、その2時間後にビスケット一袋またはプロテインバーを一本かじるよりは太りにくいはずです。

とりわけあなたが好きな食べ物（例えば子供時代によく食べたものなど）は、即座に満足感を与えてくれるはずです。『ダイエットせずに痩せる方法』の著者、ジャン・フィリップ・ゼルマティ博士は、子供時代に食べていた食べ物は、私たちを縛り付ける否定的な感情を中和させる働きをすると説明しています。

私は現在、個人的に糖質を避けるようにしているのですが、フランスに滞在中のある冬の朝、私の青春時代を象徴するカフェ、「ドゥ マゴ」のクロワッサンを無性に食べたくなりました。思い立ったら吉日、いそいそと出掛けていきました。香ばしいこのパンを私はよほど美味しそうに食べていたのでしょう。会計をする時にカフェの店員さんに「お見受けする限り、あなたは幸せな人生を送られていますね。あなたは場所の雰囲気を味わう術を知っている」と言われてしまいました。翌日、不思議と私の体重は1gも増えず、その後、滞在中に再びクロワッサンを食べたいという欲求も全く起こりませんでした。

食事の雰囲気を重視する

食べ物が私たちの心の在り方に及ぼすインパクトには、環境、テーブルセッティング、食器……これらすべてが関係します。心地良い雰囲気の中で取った食事は、騒々しいカフェテリアで慌てて取る食事よりも深い満足感を与えてくれます。女優のイングリッド・バーグマンは簡素な食事を好んだと言われていますが、いつも音楽を流しながら食べていたとのこと。その選曲はバッハからローリング・ストーンズと幅広いものでした。これは彼女流のヘルシーな食べ方だったのでしょう。耳から入る良い周波は私たちの免疫システムを改善すると言われています。カンツォーネを聴きながら食べるピザ、またはパチパチと弾ける火を囲んでのバーベキューなどは、騒々しい環境の中で食べるのとは味も違って感じられるでしょう。

ある研究によると、心地良い環境の中で取った食事の量はそうではない環境での食事に比べ18%少なめになるとのこと。あるタクシーの運転手さんは、狭い車の中で食べるほうが町中のごみごみした食堂で食べるよりも落ち着くと、いつも車中にツナ缶を積んでいることを私に話してくれました。

食器でも満腹感を味わえる

「器は食べ物の着物」

北大路魯山人

魯山人は料理人、陶芸家、画家、詩人、漆器作家、書家とマルチな肩書を持ち、料理と器を調和させる術を知っていた素晴らしい耽美主義者の一人です。魯山人は彼が創作した料理に合わせて、それを引き立たせる陶器または漆器を自ら作っていました。夏の暑い盛りに青磁の器に盛られたトマトほど瑞々しいものはないでしょうし、寒い冬の晩に民芸風のごつごつした陶器に盛られた煮込み牛肉ほどホッとさせる料理はないでしょう。

器の形も視覚的に味に影響します。中でも椀は魔術師です。椀に盛られたものはみな美味しそうに見えます。椀を両手に取るとまずその料理の香りを直接嗅ぐことが出来ます。そして手の中の器の重さ、器から伝わる熱がこれから味わう料理の味を予感させてくれます。たとえ少ない量でも、私たちはそこで十分に満腹感を味わえるのです。

容器のサイズで食べる量を調節する

私の人生は私の磁器に見合うものであって欲しい

イギリスの詩人　小説家　劇作家　オスカー・ワイルド

料理を盛る器のサイズが料理の量に影響するのは明らかなこと。小さな椀にすることで大きな椀よりも10％食べる量は少なくなります。そうすると私たちの食べる速度も速くなります。

身体は「ストップ」と言う時間がなくなります。ある研究が証明した結果によると、小さい椀を大きな椀に変えただけで同じ食材でも31％も多く食べるようになったとのこと。ところが、実際に椀を変えた人に小さい椀で食べていた量を見積もるようにと尋ねたところ、実際に食べていた量よりも多く見積もったとのことです。従って、確かに小さい食器よりも大きな食器を使うと多く食べることになるわけです。

肥満研究者の拡大鏡

日本のシステム工学者で東大教授の、廣瀬通孝博士は患者の食べる量を減らすために拡大鏡を用いた拡張現実感により、視覚の刺激が満腹感に影響を与えるかどうかの実験を行い、視覚的に大きい食品を食べると食品の消費量が減ることを証明しています。患者は大きく見える料理を見て食べる量を控えたとか。反対に豆皿、この伝統的な日本の食器はサイズこそ小さいのですが、より優雅に、よりお洒落に私たちの脳を騙すことが出来ます。これらの器は直径5〜15㎝の小皿や深皿で、複数の料理を個別に盛り付ける時に大変重宝する食器です。一般的な使い方は大きめの盆に主菜を載せた豆皿、副菜用豆皿数枚、それに白米を盛ったご飯茶碗に味噌汁の椀という組み合わせになります。

豆皿、食の楽しみへの誘い

豆皿の中の料理が価値のあるものであればあるほど豆皿のサイズは小さくなります。例えば生ウニが3腹、そら豆の甘露煮が1粒というように。料理ひとつひとつの量が少ないというのは、逆にそれぞれの料理を出来るだけ時間をかけてゆっくり味わうよう促しているのだと思うのです。確かに豆皿一枚にダイス状に切った牛の煮込みがたったの3個、ホウレンソウのごま和えが大匙1杯程度、フレッシュトマトは4分の1ほどというように物足りないほど量は少ないのです。

ところがレンゲ状の豆皿に載せた小籠包を直接口に運ぶと口の中にジューシーな肉の味わいが広がり、格別な感動を与えてくれます。料理、それを載せた豆皿の優しい丸みを愛でているだけで幸せのホルモン、オキシトシンが溢れ出てくる気がします。

さらに豆皿は私たちの手に対しても優しいのです。軽いので手の筋肉、関節にも負担をかけることはありません。大きなサラダボウルを持ち上げてサラダ菜を数枚大皿に取り分けるというような労力を私たちに課すことはないのですから。

視覚、聴覚、嗅覚、味覚を順繰りに満たしてくれる豆皿の魔法は、このように少ない量でも十分に私たちに満腹感を味わわせてくれるのです。これはホメオパシー（同毒療法）に似た楽しみでもあります。

楽しみとやせるため、豆皿のメリット

木製のお盆に濃い色のテーブルクロス（濃い色を下地にすることで豆皿や料理が引き立ちます）を敷いてキャンドルを灯し、好みの音楽を流します。これで王様の晩餐の完成です。

大勢で食卓を囲む場合は大皿に盛った料理をテーブルの中央に並べて、各自が大きめの豆皿に少しずつ料理を取り分けます。伝統的なテーブルセッティングに代わる独創性は楽しいものです。この方法は各自が好きなように料理を取り分けることが出来る利点と、そもそも豆皿のサイズは小さいので、取り過ぎず、従って食べ過ぎないので、計算なしで食べられるといった利点があります。これは実に気分の良いものです。

さらに豆皿の色合い、形、材質、そこに盛られた料理の種類などは私たちの身体が必要なだけでなく、感性までも満たしてくれます。豆皿のお陰で楽しみ、栄養それにスリムな身体が仲良く調和するようになるのです。

第七章

食欲と誘惑

食欲

食欲との戦い

私たちの欲求は幅広い、それは同時に肉体的、心理的そして感情的なものだ。それは自制することからではなく、自分の心の声を聴くことで初めてこれらの欲求に応じることが出来るのだ。そうすると調和の取れた食べ方が出来るようになる。

フランスの心理学者　摂食障害治療の権威
ジェラール・アプフェルドルファー『安らかに食べなさい』（未邦訳）

本物の食欲と戦う必要はありません。その食欲を許すか否か、これにはいずれにしても心苦しさが常に付きまとうでしょうから。この内面の葛藤が私たちを疲れさせ、しまいには挫折させるのです。問題は意志の弱さではなく、この欲求が引き起こす内面の葛藤。この葛藤が長引けばそれだけ欲求度は増大し、ストレス、そしてその後もしかすると「やけ食い」してしまうであろうクッキーの枚数も増えるのです。ここで耐える？耐えない？　でもあなたはこう考えます。もし挫折したら、すべてが水の泡、それだったら一箱全部食べ切ってしまおう、と。このように「自分で考えるには」というのは、結局私たちの思考が欲求、時には発作的な暴食に結び付いている良い証拠なのです。

それならば、あなたが食べたくて仕方なかったクッキーを2枚ほど、温かい飲み物と一緒にゆっくり味わってみてはいかがでしょう？　あなたの欲求はひとまずは満たされ、ボディラインにもさしたる悪影響を及ぼさずに済むはずです。そこから他のことにあなたの関心を移していくことも出来るでしょう。あなたにとって必要なことは、決断をすること、そしてあなたを悩ませていた優柔不断な態度にけりを付けるために速やかに行動することだったのです。

「嗜好品」に対する食欲

「嗜好品」とは、栄養的には問題があるけれども私たちのグルメ志向または食道楽を満足させるために摂る食品で、デザート、ポテトチップス、キャンディ、酒、フライドポテト、ケーキ、アイスクリームといったものです。

スリムなボディラインの敵とも言えるこれらの食べ物や飲み物の量を認識するための一番良い方法は、2週間ほどでいいので、これらを食べ物ノートに記すことです。この方法は効果が一目瞭然です。スポーツジムに週3回通い汗を流すよりも効果的です。

例えばポテトチップスを片手半分ほど食べた場合、ノートにチップス0・5と記します。ワインを2杯飲んだら、ワイン2、と書き込み、ひたすらこのように書き込んでいきます。

文字にすることに意味があるのです。あとで読み返してみると、冷凍のイチゴのタルトよりもマヨネーズを付けた冷製チキンのもも肉のほうが満腹感があったとか、食べてはみたけれど思っていたよりも美味しくなかった、というような意外な発見もあるでしょう。

また、明け方3時に隣の家の犬が吠えて眠れないので、冷凍庫からアイスクリームを取り出し、5分もかけずに平らげたという書き込みに対し、夏のバカンス中、海辺のカフェテラスで海風に吹かれながら食べたアイスクリームという書き込みを見つけ、この両者の味を比較すると、当然後者のほうに軍配が上がるのも理解出来ることでしょう。

誘惑

誘惑はいつ、どこにでもある

二人の女性はアラカルトメニューのあるレストランで一緒に食事をすることに決めた。なぜならば、ブッフェに何回も料理を取りに行くバイキング形式の料理のカロリーは彼女たちを決して熱狂させるものではなかったからだ。

フィンランドの小説家　アルト・パーシリンナ『心優しき毒造り』（未邦訳）

取り巻きの人たち、社会環境、ハンバーガー、フライドポテト、コーラ、ケーキ屋に並ぶ色とりどりのケーキ、酒、宣伝広告、などなど。このような誘惑はいつどこにいっても必ずあるということを受け入れるべきでしょう。それならばそれで、いっそのこと、ノンと拒否することをここで決断してしまいましょう。でも、これは唯一自分だけに出来ること。そこで、本当の意味でこれらの様々な誘惑を自覚し、予め想定して、それに立ち向かうため、自分を守るための初めの一歩として、自分がどのような誘惑に弱いのかを見定め、それらをリストアップしてみましょう。

家での誘惑、オフィスでの誘惑

スタジオには電話も、メールも、食べ物もありません。私の邪魔をするものは何もない。在るのは音楽と私の仕事だけです。

イラストレーター　アーティスト　デザイナー　マイラ・カルマン

外出先での誘惑に抵抗する前に、まずは自宅でも避けられるようにしておかなくてはなりません。太らせるもの、菓子、砂糖、ヘルシーとは言えないスナック菓子を処分します。もし家族が必要とする食品を取って置かなくてはならない場合は、家族専用の戸棚を作り、そこに入れてあなたの目に触れないようにしましょう。食品はすべてキッチンの戸棚か冷蔵庫にしまうようにし、リビングや寝室には絶対に置かないようにしましょう。やせるために必要な努力と意志の総量を限りなく少なくし、今後ずっと続けていく変化を実行に移すためには、食に関する環境を思い切って変えないといけません。ある研究によれば、誘惑の食べ物が見えるところにあると（それがオフィスでも自宅でも）、箱または戸棚にしまってある時よりも46％も多く消費されるとのこと。それが見えるところに置かれているだけで、私たちのインスリンレベルが上昇を始め、私たちがその食品を口にするずっと前から身体の消化プロセスが開始されるのです。

セルフサービスのブッフェ

セルフサービスのブッフェは諸刃の剣です。このシステムは自分で決めたルールに従って、例えばサラダ、チーズ、コールドミート、という具合に食べることが出来ます。その半面、あなたを悪魔に変身させ、並べられている料理を片っ端から食べてみたい衝動に駆り立てることも出来るのです。

ただし、セルフサービスだからこそ、私たちの味方になってくれるとも言えます。誰もあなたに料理の味見を強要しませんし、お代わりを強いられることもないからです。

従って、あなたはフリー。あれもこれもと夢中で食べるよりもあなたの周りにいる人たちを観察してみましょう。肉付きの良い人たちは大抵お皿いっぱいに料理を載せ、何回もお代わりをしています。スリムな人たちはお皿に少しずつバランスよく、たんぱく質と野菜料理を取っています。これは何も彼らの額に書いてあることではありませんが、ひとつ確かなことは、自らの食餌療法が誘惑よりも優先されている証拠。

あなたもひとつ約束してみてください。今後はブッフェでは料理を一回だけ適量を皿に取り、座る場所を見つけてそこに座り、落ち着いて食事をするということを。そしてブッフェに再度料理を取りに行かないためにも、食事はおしまい、と自分に言い聞かせ、そっとミントキャンディを口に入れましょう。

お酒にも気を付けましょう。お酒は自分で決めた覚悟を忘れさせます。何杯かグラスを空けると、あたかも偶然に、大きなピザが入ったお皿が膝の上に載っていることがあるのですから！

最後に、カフェやカフェテリア（大抵ショーケースにケーキが並んでいます）において誘惑に負けないようにする秘訣です。このショーケースから一番離れた席に座りましょう。目の前にバラエティ豊かな食べ物が並んでいると、私たちは多く食べてしまう、という事実はすでに証明済みです。

知らない土地で初めて泊まるホテルに着いた晩

ひっきりなしの旅行の間、私の好きな質素な食事にこだわることはできない。しかし、状況が許せば、私はできる限りの手段を携えて旅行する。いつもコーヒー、クリーマー、砂糖、それにトマトスープのパックをバッグに入れている。マグカップ（またはグラス）でお湯がわかせるコイル型のヒーターがあれば、たとえ遅くなってからホテルに到着しても、高価な（そしてとても時間のかかる）ホテルのルームサービスを頼む必要はない。タンザニア経済が最悪の状況で、店頭ではパンや砂糖などの必需品を買うことがほとんどできなかったころ、私はタンザニアで何年も過ごした。そのとき私は食べ物を蓄えておく習慣が身に付いた。食べ残しのロールパンや、ひと袋の砂糖などを家に持ち帰った。そういうわけで今日では、ロールパンやバターを飛行機のなかで食べずに持ち帰ったり、夕食のロールパンを朝食用にとっておくのはごく自然のこと。こんなふうにすれば人に何かを頼むことが少なくて済むし、食べ物が無駄になることもない。お金の節約にもなる。

ジェーン・グドール『ジェーン・グドールの健やかな食卓』

知らない土地でのホテル1泊目にも気を付けましょう。限られたメニューの罠に陥る危険性があります。旅行鞄に、ホテルの部屋に着いた時に食べることの出来るものを常に入れておくようにしましょう。ナッツ、オイルサーディンの缶、ゆで卵、チーズ、キュウリ、携帯用マヨネーズ、インスタントコーヒーのスティック、またはティーバッグ。ちょっとしたボード、小ナイフ、箸またはフォークもあると便利です。私は小さな豆皿を2枚いつも持参していきます。そしてそれを持ってきたことにいつも感謝するのです。

会食への招待

このような招待は悩みの原因になります。結局「食べるため」に招待されているわけですから。でもご安心ください。よく知らない人からの招待の場合は、たとえあなたが少食でも、お皿に料理を残したとしても、あなた自身を正当化する必要はありません。逆によく知っている人からの招待の場合は、事前にあなたが糖質を避けていることを伝えておくことも出来るでしょう。ウエイターの手伝いを買って出てもいいかもしれません。動き回ることで飲み過ぎ食べ過ぎを防ぐことが出来ます。会話が途切れた時にデザートの代わりにコーヒーを注文してもいいかもしれません。

楽しみの機会を固辞することはない、ただ……

天国は、あなたがソファーで三つ重ねのサンドウイッチにかぶりついている時の気持ちの反対側にあるのです。天国は反対側、あなたがこのサンドウイッチを自分で作らなかったから。

カナダ出身の俳優　コメディアン　ジム・キャリー　マガジン・プレイボーイ、2004年、マイケル・フレミングとのインタビュー

楽しみを与えてくれる食べ物を食べるチャンスを、すべて拒むことはありません。そ

のたびにすぐに飛びつかなければ良いだけです。内容をよく吟味して選択する癖を付けましょう。

自然にスリムになるためには（第一段階は頭の中で）、常に食べ物のことばかり考えない、食べ物の話題を避ける努力をしてみましょう。それに代わる話題を絶対に見つけるべきです。大量生産された食品に関するテレビやインターネットのコマーシャルはチャンネルを変えるか消しましょう。

スーパーマーケットでは、大量生産された加工食品が並ぶ列を避けて、いわゆる生モノ──野菜、チーズ、肉、魚、冷凍食材といった食品が並ぶ列を選びましょう。騒々しいパーティやお酒を大量に勧めるドリンクパーティも避けましょう。要するにあなたらしい楽しみ方を見つけることです。時々ご褒美に、またはあなたの誕生日にお洒落なティー・サロンでムース・オ・ショコラを食べてみませんか（ホームメイドでも作れます。これには糖質は入っていません。卵2個と上質のチョコレートで十分美味しいムースが出来ます）。

第八章

羽目を外したい時、さぼりたい時

羽目を外さない人生は地獄

誰にでも羽目を外したい時というのはあります。そう、これが人生なのです。確かに太るのが怖くて、どうしても羽目を「外せない」という人もいるにはいます。でもそういう人たちは病気。柔軟性と調整能力が欠けているのです。

羽目を外すこともないような人生は地獄です。ケーキを一切れ食べたり、夏にかき氷を食べたりして時々自分を解き放つのは当たり前のこと。これもヘルシーな食生活の一部を成しているのです。あなたも新しい習慣を始めるにあたって、時々は柔軟に対応し、このような脱線も受け入れると自分に言い聞かせましょう。食べることは今後もずっと楽しみであり続け、寛ぎと交流のひと時であるべきなのです。

ちょっと羽目を外したところでそれがこの世の終わりではない

ダイエットをしていた私の友人の一人が一時ダイエットから離れ、成り行きに任せた生活をしていました。再び軌道修正を試みたものの、なかなかうまくいかなかったようでした。

「どうしてこんなに難しいの？」と、その友人は私に打ち明けたのですが、彼女が言わんとしていることはよく理解出来ます。食欲を一朝一夕で減らそうとすること自体不可能なこと。これはとてもシンプルで、一番良い方法は改めて空腹感を覚えるまで待つことと、羽目を外してたくさん食べてしまったことを忘れてしまうことです。心理的なバリア、自責の念、他人やその時の状況に責任転嫁するなど、とかく私たちは物事を事実よりも複雑にしてしまう傾向があります。羽目を外した後に、その後味の悪さに焦点を合わせることはさらに気分を悪くするだけです。悪循環はそこから始まるのです。

身体的、心理的といった二重の心地悪さを鎮めるために、本能はよりいっそう食べることを促してきます。さらに自責の念はストレスを生む負の感情で、肯定的なものには決して導いてはくれません。この無軌道な状態を継続させないことが重要なのです。あなたは流砂の中に足を取られたらどうしますか？　真っ先にしなければならない唯一のことは、埋没して身動きが取れなくなることを阻止することではないでしょうか？

この状況を悲劇的に捉えないことです。あなたはこの余計な数kgの贅肉がどこから来たのかを知っています。そして当然、あなたはそれをどうやって減らしたら良いのかも知っているのです。

今まで減量してきた長い道のりを誇りに思う

適正値まで体重を落としていくためには時間がかかります。それもかなりの時間がかかるのです。従って辛抱強く、時々「挫折」することも想定範囲内に入れておかなくてはなりません。

大切なのは落胆しない、自分のリズムで進む、自己嫌悪に陥らない、この3つです。今まで歩んできた道のりを誇りに思い、これから残された減量の過程を挑戦とみなすのではなく、様々なサプライズが用意された「旅路」と捉えると良いでしょう。旅には落とし穴が付き物ですが、だからといってそれが前に進むのを阻むわけではありません。もし長い逸脱期間を恐れているのなら、ここにちょっとした秘訣があります。

一日ごとに調節するのです。それよりもさらに実行し易いのが、朝、昼、午後、夜と一日を4等分にすること。もし一日のうちで朝の時間帯に羽目を外したとしても、次の4分の1の時間帯に自分で定めたヘルシー習慣に舞い戻ることが出来ます。

頻繁に度を越すことは要注意

ベルギーの心理学者ジャック・バレ氏は体重を量ることを毎日欠かさないのですが、一回の「ちっぽけな」暴走が、それだけで600もしくは800g体重を増やすと説明し、「他の条件も同じ」とした上で、ほとんど感じられないほどでも確実に一週間後には体重は増えるというのです。これは、ほんの少しだけの「超過」行為が一日で100gヘルスメーターの数値を押し上げることを意味するもの。ここで算術は意地悪になるのですが、彼曰く、少しだけ食いしん坊な人が毎日「少しだけ超過した量」を食べ、日々100gずつ体重を増やしていくとすると、一年で36kg太ることになるのです。これは理論上、架空の話で、現実にはこのようにはいかないと反論する人もいます。しかし、もし実際にこのようになった場合はどうでしょうか？

例として挙げられているのは、スリムな体形をしていた女性が結婚し、夫と一緒に食事を楽しみたいという単純な欲求から4年間で夫婦共々30kg体重を増やしたという話です。バレ氏は彼らにどのように感じているのか尋ねたところ、彼らは「何も感じなかった、全く気が付きませんでした」と答えたそうです。この回答には驚かされますし、現実離れした感じを受けますが、ある意味では論理的でもあります。結局それは一日にすれば50gの体重増加になるわけで、ほとんど感じ取れない微量の「超過」だからです。

ダイエットしても体重はある時点で横ばい、この状態を乗り切るには?

一切羽目を外すようなことはしていないのに、体重計の数字が減らない。これほどフラストレーションになることはないでしょう。この横ばい状態は誰も説明できません。

缶詰やソーセージなどの加工製品またはハードチーズに含まれる塩分は24時間で3kgまで体内に水分を貯留させると言われています。さらに月の満ち欠けの影響?　一過性の便秘?　熟睡出来なかった?　カクテルを2、3杯ほど飲み過ぎ?　どれもがこの停滞期の原因として考えられることです。ただしひとつ確実なことは、たとえ体重計の数字が1週間、2週間、または数週間変わらずとも、量を減らして食べる習慣が軌道に乗り（糖質を除外して）、何でも食べているのであれば、身体はやせ続けているのです。ある朝突然、意味も分からずに500g減っていたということも起こり得るのです。

ここでもう一度繰り返しますが、すべてを理解しようとはしないことです。医者でさえもこの不可解なことには答えがないと言います。自分を信じてひたすら忍耐強く待ちましょう。食餌療法の調整を行っている人は、誰でもその過程で体重の停滞期を経験しています。それは身体が順応するのに時間がかかるというだけです。私たちの努力の結果は遅かれ早かれ体重計に示されます。これが心理的に辛いものでも諦めないことです。

一般的にこの体重の横ばい状態がダイエット継続の挫折、落胆による断念、モチベーションの喪失の原因になったりして、その結果が体重のリバウンドに繋がるのです。でも続けてください。野菜をたくさん食べましょう。するとトンネルの向こうに明かりが再び見えてくることでしょう。

さぼりたい病

弁解したくなる誘惑にノー

・ほんの少し、たったの三口しかお皿に残っていない。さて、どうする？
・一口二口だったら問題ないのでは？
・時々だったら例外を認めてもいいはずだ
・このケーキを見ないで済むように、あとでまた食べたくなる前に食べてしまおう
・一日中仕事をしてきたご褒美にこれくらい食べてもいいのでは？
・ランチ用に食べるものを何か作ってくるのを忘れてしまった
・料理するパワーがないほど疲れている
・今食べないと発狂する！

実を言うと、これらの発言のすべてが方便なのです。あなたの脂肪細胞はこの日があなたの誕生日だとか、今がバカンスシーズンだとか、またはあなたが料理を作れないほど疲れているとか、間食を我慢しているなど、知る由もないのです。脂肪細胞にはバカンスはありません。「身体に良くないものを食べる選択肢しかなかった」などと言い訳しないことです。これは「さぼりたい思考」なのです。誰にでも選択肢はあります。言い換えれば、「私のせいではない」と言わないことです。事実は「私たちは食べると決めたものを食べている」、それだけのことなのです。

あなたが「自分は運命の被害者、それだからやせられない」、と思っていたとしても、食べ過ぎることがあなたの代謝を改善してはくれませんし、ただあなたのズボンが今よりもきつくなるだけの話。そして誰もあなたの口の中に強制的に食べ物を押し込むことは出来ないのです。その管理をあなた自身がしているということを、自分に繰り返し言い聞かせましょう。

汽車や飛行機の旅行に出掛ける時も、事前に何か食べるもの（ゆで卵やコールドミートなど）を用意して出掛けることは可能なはずです。またレストランのメニューでもサラダやスープというようなヘルシーなものは必ずあります。計画的に冷蔵庫の中にもヘルシーで新鮮な食材を入れておくこと、また、料理を作る元気がない時用に、冷凍庫に解凍してすぐに食べられる料理を入れておくことも可能です。

「成功とは、言い訳を見つけることを止めた後に訪れるもの」、これはプエルトリコの有名なボクサー、ルイス・ガラルサの言葉です。

さぼりたくなる気持ちを避けようとしないで、耳を傾ける

空腹でもないのに食べたり、間食したりすることを促しているのが負の感情、ストレスやその類のものであった場合、そこで感じているものを敢えて避けようとしないことです。

正面からそれを理解しようと向き合うことで、違った態度を取ることが出来るようになるからです。このように、あなたが正面から向き合うことにした避けたい感情は、それが強ければ強いほど、表面に現れ、後に快復していきます。ここで再度繰り返しますが、スリムな体形になり、それを維持するためには近道も魔法もないのです。時には勇気を失うこともあると受け入れて、そういう時には、私は何を？　なんのため？　どう

して？　どのようにしたいの？と自分に問うてみることです。

挫折しそうな気持ち、または新たなダイエットを放棄したい正直な気持ちをごまかすことのないように。その気持ちもノートに記し、今後またその気持ちに陥った時のための対策を練っておきましょう。

これらの気持ちを打ち負かした時の満足感、理想体重が体重計に示された時の喜びの気持ちをイメージしましょう。あなたの志をさぼらせ病に陥らせるものは避けましょう。

以下の文言は禁句です。

・私はもともと肥満体、変身するために出来ることは何もない
・私の代謝は非常に遅い
・ダイエットは明日でもまた再開出来る
・どれだけの違いがあるの？　どうせまた失敗するのだから
・私の理想の身体なんて絶対に手に入れられない、だったらやせるために苦労する意味がある？
・夫は今の私を愛してくれている

・難し過ぎる、もうお手上げ

投げ出したくなる欲求を書き出すことが大事

30kg減量しなければいけないという時に、いったいどうやったらそれが達成出来るのか分からなくなる、苦しみが数か月間続くのかと思うと嫌になる、そういう時に忘れていることがあります。それは1kg減るごとにその分ダイエットがやり易くなり、モチベーションを高めてくれるということです。そしてモチベーションが上がれば、その分だけ身体が頑張った分が減ってくるのです。強固な意志が求められることもだんだん少なくなってきます。

そんな時、さぼりたい気分をポジティブな思考に交代させましょう。この減量があなたの人生にもたらす価値について再度考えてみるのです。

自分でコントロール出来るストレス状況と、コントロールの利かないストレス状況のリストを作ってみましょう。

もしあなたのパートナーがあなたをイライラさせるのであれば、あなたのストレスの原因となる理由をリストアップしてみましょう。彼とじっくり話し合いの時間を持ち、彼に対するストレスの原因、または怒りを書き出すことで心の中で感じていることと事実との間に距離を持たせることが可能になります。物事を深刻化させないことで緊張感も緩みます。そして、このストレスを管理出来るようになることはやせることに繋がるのです。

あなたがすべてを投げ出し、キレそうになる時、その原因が疲労であるならば、翌日1時間早く起床するようにして、さっさと寝てしまいましょう。

その原因が退屈であるならば、インターネットのブログで減量に成功した人たちの事例を見てはいかがでしょう。肥満体だった人がどうやってスリムな身体を手に入れたのかを見ることは、希望とモチベーションを与えてくれます。何よりも見事な変身を遂げた身体の映像は脳裏に焼き付きます。このイメージが無意識のうちに私たちに語りかけてくれるのです。「他の人に出来たのだから、私にだって出来る」と。これらのイメージはどんな講演よりも、書物よりも、私たちの感情に訴えるものです。

食べ物ノートには他にも毎日15分で出来る企画、あなたがやりたいと思っている計画、また週末の過ごし方、読みたい本のリストなども書き出してみましょう。

一日一行だけ綴るポジティブ思考療法

日本には、精神科の患者にその日に起きたポジティブな事柄を「一日一行日記」という形で書き記すよう指導している精神科医がいます。なぜかと言えば、健康な人は大抵の場合ポジティブ思考だからです。この習慣は高血圧（ストレスによる場合が多い）の人たちの血圧を下げる効果もあると言われています。一日一行ですので短く、例えば「今日はパン籠のパンを食べるのを我慢出来た」とか、「〇〇まで長時間の散歩を楽しんだ」とか、「少しスリムになったせいか、今日友人に若返ったね、と言われた」という感じに書き出していきます。私日記を付けることは、それがたとえ一行でも、メンタルヘルスにとても良い治療になるのです。

ダイエット中、周りの人との関係

大食漢と一緒にテーブルを囲むと大食いになる

私たちは、一番頻繁に接触する5人の人間の混ざり合いから出来ていると言われています。カナダの研究者グループが明らかにしたのは、私たちの食欲が一緒に食事を取る人たちによって決まるということ。彼らは学生を210人集め、予め彼らに実験の目的を知らせませんでした。結果は、大食いの人たちと一緒のテーブルに着いた学生らは通常よりも30％多く食べたとのこと。過体重の人と生活を共にすると、同様に過体重になる確率が57％増すと言われています。大食いの人と一緒に居ることは制限を抑制する気持ちを解放すると言われているのです。一緒に食事をする人の選択が出来る場合、自分の食事に気を配ることの出来るスリムな人をお勧めします。そうすることで、少しずつその人のアイデンティティを共有出来るようになるからです。その人はあなたにとっては節度を教えてくれる師匠となるでしょう。反対に、あなたの食習慣があなたの周囲の人たちに影響を及ぼすということも覚えていてください。

周囲が自分のしているダイエットに反対な場合

一緒にいる相手とうまくやりたいという気持ちは、人間が抱く基本的な欲求だ。この欲求が、良い習慣の前に立ちはだかることもある。友人の例を紹介しよう。「わたしはその場の雰囲気を和やかに保ちたい。そのほうが、ものごとがうまく運ぶから。誰かと向かい合って食事をするときは、その相手が取引先の場合はなおさら、前菜のサラダだけ頼むようなことはしたくない。相手がお酒を頼めば、わたしも飲まないといけない気持ちになる」。

「何を頼むかを相手が見ているって本気で思ってる？」とわたしは尋ねた。

「仮に見ていたとして、それがどうしたの？　あなたなら気になる？」。

友人は言葉に詰まった。「わたしは気にならない。でもその場に合わせないと雰囲気が変わるでしょ。それが嫌じゃない？」。

わたしは他人の習慣の影響はとても受けやすいが、自分の食習慣を周りからどう思われるかということはあまり気にならない。そういうことを気にする人の話を聞くたびに、これまでは複雑な気持ちになっていたが、ようやく、わたしの態度のほうが案外変わっているのだと気がついた。とはいえ、自分の習慣を受けいれているという態度をはっきりと示せば、周りはその習慣を、そしてわたしを受けいれようとしてくれる。

グレッチェン・ルービン『人生を変える習慣のつくり方』

「やせたい」と思うことが他の人との関係を犠牲にするものであってはならないのですが、実は周囲の人のサポートを得ることは簡単にはいかないことが多いのです。私たちを愛する人のうち何人かは無意識に、私たちが変わることを懸念します。意識的またはそうでないにせよ、中にははっきりと反対する人もいます。そういう場合は、まずはなぜやせたいのか？　次にどうやってやせるのか?·をキチンと説明するようにします。「なぜ?·」の答えはさしずめ「より健康に、気分良く暮らしたいから」でしょうか？「どうやって?·」の答えは例えば「食べる量を減らす」「甘いものを止める」等になるでしょう。家族のメンバーに「野菜をもっと食べたいと思うので、買い物を手伝ってくれる？　家族のためにもこれは良いことだと思うの」と、協力を依頼しても良いかもしれません。また、特別にあなたのためにケーキを焼いてくれた友人には、「あなたの友情にはいつも心から感謝だわ。でももうお腹いっぱい。悪いけれどケーキを一切れお持ち帰りにしてもいいかしら？」と伝え、あなたは溢れんばかりの笑みをたたえて、その友人を抱きしめましょう。

あなたにたくさん食べさせようとする人たちとの関わり方

自分のボディラインには十分気を付けているのに、あなたにはたくさん食べるよう勧める人というのもよく見かけます。これは自分には食べることを許さず、それに代わってあなたに食べさせることで「自分が食べたい」という欲求を緩和させる方法なのです。これはとても女性的な競争意識に発展することもあります。あなたに食べさせようとする友人は、あなたが太り過ぎで悩んでいることなどどうでもいいのです。ダイエット中の女性が、同様にダイエットをしていると分かっている友人に甘いものをプレゼントするのは珍しいことではありません。

私の場合もそうでした。友人の一人は当時私が甘いお菓子を断っていたのを知りながら、大きなケーキをプレゼントとして持ってきたのです。「あとで頂くわ」とお礼はしたものの、誘惑に抵抗しなければならない状況を避けるために彼女が帰った途端、ケーキを処分せざるを得ませんでした。でもその日以来、この友人が本当の意味での友人であるのかどうかに疑問を抱くようになりました。

大食いの夫や「パスタを作って」とせがむ子供たちへの対処法は？

この場合は迷わず作ってあげてください。でもあなたは自分用にサラダを作るか、スープを温めるか、さっとフライパンで目玉焼きを焼きましょう。夫と2人だけという場合は、料理を各自のお盆に載せて準備をするといいでしょう。夫の食事はいつも通りに好きに食べてもらいます。あなたは彼の横で美味しいお茶を味わいながら、ケトン式肉料理を少量つまめばいいのです。

友人とのダイエット談義は避ける

「500gやせるよりも美味しいレストランで親しい友人と食事を楽しむ方を私は選ぶわ。それが80歳になったときに残される唯一の楽しみだと思うの」

友人のイザベル

ダイエットの話をするのは避けましょう。特に固定観念に縛られている人には。ある人がやせると、決まって皆が寄って集《たか》ってその「秘訣」を訊いてきます。でも内心は、またリバウンドするに決まっていると思っているのです。あなたの友人がどうやって減量に成功したのかと尋ねてきたら、ただ食べる量を減らしたのよ、と答えて、それ以上の説明はしないことです。これは意見の相違に繋がることもあり得ますし、アドバイスを欲しがる人は、大抵の場合それほどダイエットに関心がないか、または自分たちの習慣を変える気のない人たちなのです。従ってそういう人たちを説得しようとするのは無駄なこと。その人たちが自らを説得すれば良いのです。さらに、自分に合っている食餌療法が他の人に必ずしも効くとは限らないのです。

自分を正当化しない、またはよく説明をする

食事中に、周囲の人たちが「うんざりするような」砂糖の害などについて話をするのは控えましょう。第一にこれはテーブルマナーに違反しています。食事中にダイエットの話はタブーとされています。逆にあなたが食事に招待されている場合は、糖質を断るのを恐れないこと。何十年もの間、過体重に悩まされ続け、ここでようやくその原因が分かったとなれば、食事の打ち解けた雰囲気に流されずに自分自身のルールに従うことは問題ではないはず。もし誰かがあなたに説明を求めてきたら、「私はこのほうが気分がいいので」と淡々と応じましょう。さもなければ、一口だけ口にしてあとは何も言わずに残しましょう。

友人たちとレストランで食べる時どうする？

友人に炭水化物を控えた食生活を続けていると話したとき、その友人は首を振りながらこう言った。「わたしには絶対無理。細かいことを言うのは性に

合わないもの。『これは食べない』『それはしない』と言うのはわたしじゃない」。

「例外をつくってもいいのよ。たとえば、誰かの家に招かれたときとか」

「あなたはつくってる?」

「いいえ」わたしは正直に認めた。「わたしは徹底してルールを守ってる。細かいと思われるかもしれないけれど、それがわたしだもの」。


グレッチェン・ルービン『人生を変える習慣のつくり方』

何も他の人と全く同じようにする必要はないのです。私の親戚の一人は少食で、その友人たちは彼をグルメな食事に招待するのは無駄なことを知っています。彼は好きなものが決まっていて、メニューを見たとしても注文するのは、他の人が何を選ぼうがお構いなしに、決まって常に生ガキ、フォワグラそしてボルドーワインなのです。そして、他の人たちが料理を食べるのに夢中になっている時に彼はしゃべり、飲み、タバコを吸いに席を外したかと思えば、また戻ってきてはゆっくりと自分の皿の料理をつくのです。他の人が彼のことをどう思おうが全くお構いなし。といって、誰も彼に文句をつけることもありません。そういう彼は手足が細く長く、スタイル抜群、一緒にいると楽しい人なのです。

食べ終えるのを誰よりも遅くする

最近、私は昔からの友人宅に食事に招かれました。とても凝った料理を頂いたのですが、皿の上にはご飯が盛られてありました。このような料理を作ってくれた友人に敬意を表する意味で、また礼儀から、満腹であったにもかかわらず私は何も残さずに食べたのですが、ひとつ過ちを犯しました。それは、その友人よりも先に食べ終えてしまったこと。というのも、その友人はまだお皿の上にご飯が半分以上残っていたのにもかかわらず、「もうお腹いっぱい！」と言って箸を置いたのです。この話の教訓は、常に他の人よりもゆっくりと時間をかけて食べるべし、ということ。周囲の人たちがたらふく食べ、もうこれ以上食べられないとなったら、あなたも箸を置いて良いのです。

第九章

太らない習慣を永遠に

食べ方を見直す

ゆっくり食べましょう

喜びとは、逆にわたしたちを謙虚にするものである。喜びを与えてくれる対象を褒め称えるからだ。

アメリー・ノートン『チューブな形而上学』

大抵の場合、私たちは無意識に食べ過ぎで、尚且つ早食いなのです。私たちはゆっくりと時間をかけて食べることが胃腸への負担を軽減すること、そうすることで消化も段階的に始められていることも忘れています。ゆっくり食べることで、胃袋がいっぱいになったことを知らせる瞬間を感じ取ることが出来るようになります。また最後に、満足感に繋がる楽しみがどれだけ必要なのかも知ることが出来ます。

楽しみながらゆっくり食べることで、食べる量は25%少なくなるという研究結果も報告されています。

食事を13口に分けて口に運び、一口につき30回嚙む食べ方

昔の日本の作法では、一口の大きさが一寸（3・03㎝）を超えてはならないと定められていました。しかしこれは単なる「気取り」からくるものではないのです。よく嚙むことはたんぱく質を砕き、唾液の働きに続いて胃における消化を助けるものとなります。それだけではありません。ある日本の医者は、私たちの満腹感を操っているのが脳の分子であるヒスタミンであることを発見したのです。ということは、一口ごとによく嚙むことで、ヒスタミンが多く分泌され、早く満腹感が得られるということになります。この医者は患者に減量させるため、3か月間、食事の一口をほとんど流動化するまで30回よく嚙むことを指示し、それを表にしてチェックマークを付けさせ、見事患者全員を減量に導いたそうです。これは非常にシンプルな方法ですが、お試しあれ。

一口と言っても、肉の塊一口とサラダ菜一枚では嚙む速度も異なります。従って、内容によって一口一口を調節する必要があります。この方法は笑われるかもしれませんが、

大変効果的でもあるのです。ゆっくり食べること、従って少なく食べることを私たちに教えてくれるからです。

また、チョコレート、ワイン、フォワグラというような食品は、専門家が言うところの「口の中に長く留まる」味を提供してくれます。そしてそれは、その食品の質そのものでもあるのです。

従って、早く食べることはよく考えればばかげていませんか。楽しみにしていた感動や喜びを自ら禁じているからです。一口ごとにナイフとフォークを置き、出来るだけ長い間口の中で食べ物を味わいましょう。小さなチェダーチーズのかけら、またはカルダモン入りのチャツネを舌の上で溶かしましょう。味が口の中に広がるのを、その質感を楽しみましょう。そして砕き、嚙み、咀嚼するのです。最初の味と異なる味も現れてくるはずです。そして……ようやく13口目に満腹感が訪れるのです。

食べ物の質感や温度を最適化

食べ物の味、質感、を味わうことは天にも昇る心地、これを出来るだけ長引かせましょう。これをしないのは実につまらないことです。従って、様々な質感を食事内容に取り混ぜてみることも重要になってきます。ウォルドルフサラダにクルトン（またはポテトチップスを2、3枚砕く、またはナッツを刻む）、クリーミィなドレッシング、いちょう切りのリンゴ。セロリ、カリカリしたクルミ、口の中で弾ける干しブドウなど。これを常温で頂くようにしましょう。口の中の温度と同温というのがお勧めです。常温ですと食べ物は火を通した時よりも塩味が強く感じられるのです。

チョコレートのかけら、デザートの場合は常温のほうが甘味は増します（試しに温かい飲み物であなたの舌を温めてからチョコレートを食べてみてごらんなさい。納得出来るでしょう）。そして、言うまでもないのですが、あなたの消化器官のためにも、冷蔵庫から出したての冷たいものをすぐに飲んだり食べたりしないことです。

太らないための正しい食べる順番

理想は食事をスープから始めることです。胃が消化を始める準備をします。そして野菜、続けてたんぱく質を摂ります。こうすることで、野菜の中に多かれ少なかれ含まれている糖質が血液中に吸収される速度を3倍遅くし、血糖値の急激な上昇を防ぐと言われています。野菜をスープの後に食べることもたんぱく質の吸収を遅らせ、空腹感を和らげます。従って、食べる順番を次のようにすると良いと思います。

・温かいスープ
・冷野菜（生野菜のサラダ）
・温野菜（火の通った野菜）
・たんぱく質（肉、魚、豆腐）
・そしてもしお望みならば、糖質（パン、ご飯）

これはあなたに昔の食事を思い起こさせませんか？　オードブルにサラダ、続いて肉か魚料理に付け合わせの温野菜、最後に発酵食品と糖質（チーズ、日本の場合は漬物とパン、ご飯、そうめん）。

生涯健康でいられるように気を配る

疲労は肥満の敵

身体はあなたを宿す御殿。ただし、あなたがそのように扱ってこそ御殿に成り得る。

作家　アストリッド・アラウダ

誰もが知っていることですが、疲労は肥満になる主な原因のひとつです。私たちの意志が介入する間もなく、私たちはこの不快な状態を食べ物で埋め合わせるのです。偉人たちの秘策は、疲労に陥らないよう疲労困憊する前に自分にブレーキをかけることでした。あなたも同じ作業を長時間続け過ぎないこと、友人宅で夜更けまで過ごさないことなど試してみてください。あなたを疲れさせる状況がどのような状況なのかを突き止めてみましょう。完全に疲れ切ってしまう前に小さな休憩を入れてみましょう。そしてもちろん十分な睡眠を取りましょう。

いくつもの研究が睡眠不足と体重、正確には高いボディマス指数との関係を明らかにしています。睡眠不足はグレリンと呼ばれているペプチドホルモンの産生を促し、それが成長ホルモン（GH）の分泌を促進させ、食欲を増進させると言われています。そのせいで良質の睡眠が取れなかった翌日は暴食をしたくなるのです。睡眠が足りないと僅か5日間で太るとスウェーデンの研究も明らかにしています。さらに、徹夜をした後の身体のエネルギー消費量は20％減少するとも言われています。

また、忘れてはならないのは、身体は夜間の睡眠中にやせているということ。朝と夜の体重差はそのせいです。専門家たちはこの現象を、身体の器官が体温を維持するために脂肪の蓄えからエネルギーを消費するからだと説明しています。最後に、早寝をすると深夜に食べないので、余計なカロリー消費もなく質の良い睡眠がもたらされます。

どうしても寝付きが悪い時は次のことをお勧めします。

・寝室を暗くしましょう（遮光カーテンにして、パソコンの小さなライト、電子目覚まし時計やスマートフォンの充電器のライトなども見えないところに仕舞いましょう）

・音が気になる場合は耳栓をしましょう
・夜勤などの仕事をしている場合は例外として、基本的に夕方の仮眠はしないこと（昼寝をする場合は15時前までに、それも長時間ではなく45分位まで）
・就寝前に身体をリラックスさせるルーチンを取り入れましょう（軽いストレッチなど、睡眠を妨げるコリをほぐします）。ただし、激しい運動は避けます
・寝る直前のカフェイン入りドリンク、胃にもたれる食事、お酒は避けましょう

身体を動かしましょう！

やせたいと思うのなら食事に気を付けることが何よりも重要になります。身体を動かしてもやせないことは周知の事実です。でも、筋肉で引き締まった身体は太りません。筋肉が脂肪を燃焼させるからです。そして、身体を動かせば動かすほど筋肉量は増えていくのです。食後に15～30分運動をすると血糖値の上昇カーブを穏やかにすることも分かっています。従って、ウォーキングやスポーツはスリムな体形を保つ上では最高な取り組みと言えるでしょう。でも、身体を動かすことは何もジョギングや、スポーツクラ

ブに通うことだけではありません。日常生活の中でエレベーターの代わりに階段を使う、歯磨きをする時につま先立ちで磨く、いつも降りる地下鉄の駅のひとつ前の駅で降りて歩く、それだけでもありません。よく動くとは、ゴミが溜まったらすぐにゴミ捨て場に捨てに行く、出しっぱなしの服をハンガーにかける、キッチンの床を拭く、窓ガラスを磨くといった日常的にこまめに動くことなのです。よく動く人は動かない人よりも脳の活動量が多いと言われています。

理想は一日一万歩歩くのが良いと言われていますが、運動は大嫌いという人もいるでしょう。心配するには及びません。不思議なことですが、ひとたびやせると、今度は身体を動かすことが楽しみになってきます。毎日たったの5分間でも驚くべき結果をもたらします。私たちの身体と心はスポーツジムやコンピューターよりも遥かに価値のあるマシーンなのです。機械に頼らずにできるお勧めのトレーニングを以下に記します。

・つま先立ちを10回
・テレビを観ながらスクワット10回
・片腕を耳の後ろに上げ、もう片方の手で肘を倒すように押してストレッチ、これを両

腕で10回ずつ
・90度の前屈をし、背中を平らに伸ばし、両足はまっすぐ、両手は足に沿って前にダランと下ろし、首は前にもたげて前方の上の方を見上げる。これを10回
・就寝前に寝そべって両足を伸ばしたまま交互に上げ下げする（腹筋が鍛えられます）
・座って仕事をする時間が長い人は、1時間ごとに椅子から立ち上がり、数分間、軽く身体をストレッチしましょう

背筋を伸ばして

背筋をピンとまっすぐに伸ばしていると、だらけている時よりもエネルギーを消費します。それだけではありません。まっすぐの姿勢は消化を助ける働きをします。昔の日本人女性は着物に帯を締めていたためいつも姿勢は凜とし、まっすぐでした。これはあまり意味のないことのように思われがちですが、スリム体形と関係があるのです。CHICO SHIGETAという日本のエステティシャン及び食餌療法の専門家が言うには、まっすぐな姿勢は背筋と腹筋を強化するだけでなく、エネルギーの源である「気」

を活発にする作用もあるとのこと。また、禅僧が食事をする時には、背筋を伸ばした状態で椀を口元に持っていき、お盆に置かれた椀に身体をかがめて食べることは絶対にありません。これは確かに身体にとって背筋をピンと伸ばしていることが良いからですが、それと同時に、食べ物に敬意を表する態度でもあると言われています。食べ物のお陰で私たちは生きている、そのことを忘れないために「上から見下げる」のではなく、「持ち上げて食べる」のです。

ボディケアと身体に合った服装の重要性

服はボディラインの基準となり、監視人でもある

友人のエマニュエル

日頃からきちんとした身だしなみを心掛け、着心地の良い服を身に着けていると、自然と料理が盛られた皿を前にしても「正しい姿勢」で臨めます。ペディキュア専門医の治療を受けて足の爪の問題を解決したり、美容院に行きイメージチェンジしたりするのも良いでしょう。服を新調してみるのも良いかもしれません（減量後に服が緩くなるか

もしれません。そうすればもっと色々似合うようになりますよ)。きちんとした身だしなみも、食べる量を減らすのに一役買っています。自分の良いイメージを周囲に見せることは、どれだけ太っていたとしても自分を尊重し、自らのルールに従って行動するように仕向けてくれるものです。あなたが自分のことを好きであるならば、それはあなたの表情、服装、表現の仕方、美容ケア、あなたが自分を労わる態度などに現れるのです。外出する予定がなくても、朝には小ざっぱりと身だしなみを整え、軽く化粧もしましょう。そうすることで、突然何かを食べたい衝動に駆られたとしても、その気分を変えるためにすぐにコートを羽織って外に出掛けることも出来るでしょうから。

デトックスするためにスキン・ブラッシング

アメリカの有名な自然療法及び栄養学の医師、バーナード・ジェンセン博士は、肌を乾いたブラシでブラッシングする「スキン・ブラッシング」がどの入浴法にも優る最高のものであり、石鹼だけで古い皮膚の下に隠れる新しい皮膚と同じ位皮膚を清浄な状態にすることは出来ない、と述べています。ブラッシングすることで血行が良くなります

（冷え性で、手や足先がいつも冷たい人には特にお勧めです）。ブラッシングは肌をより柔らかくし、毒素を排除し、免疫システムを強化します。皮膚を守る脂分や酸はそのままで、尿結石や粘膜の炎症、蓄積した脂肪や古くなった皮膚を除去します。皮膚は通常、身体の滓を一日最高1kgまで排泄すると言われています。スキン・ブラッシングは水も油も用いることなく、直接乾いた皮膚に施します。最適な状態にするには朝晩のシャワー、または就寝前に10分間のブラッシングで十分です。これにはリラックス効果はもちろんのこと、気分を上げるブースター効果も期待出来ます。

熱い風呂の効力

あなたの身体を労わりなさい。そこはあなたが生きるために所有している唯一の居場所なのですから。

アメリカの起業家　経営コンサルタント　ジム・ローン

熱い風呂には血行を促し、消化を助ける働きがあります。毎日熱い風呂に入る。もしかしてこれが日本人の長寿の秘訣ではないでしょうか？

これを習慣にしたのも、風呂が身体を清め、デトックスしてくれるからだと思われます。浴槽に38度の湯を腰の高さまで満たし、約20分間温まります。じわじわと汗が出て、毒素が排泄されます。

ロウボロー（Loughborough）大学とレスター（Leicester）大学が実験を行ったところ、湯温40度の風呂には126kcal消費し、血糖値を下げる作用（スポーツを行うよりも10％効果的）があることが分かりました。これは30分間のウォーキングに相当します。

十分な水分補給の重要性とそのメリット

水の味は無味、しかしそれは味がないわけではないのだ。水の味は世界一素晴らしく、どのような食べ物の味もこれに匹敵し得るものはない。

中国の文人　詩人　王士禎

飲みなさい、ひたすら飲みなさい。これは恐らく昔から言われているやせるための最良のアドバイスでしょう。よく水を1日2ℓ飲むことを勧めていますが、そこまでする必要はありません。水分を水だけでなく、スープ、コーヒーやお茶といった形で摂っていれば、あなたの身体の水分補給は十分なのです。そのためにも、職場、リビングの食卓、ベッドのサイドテーブル、というような手の届く所に常に飲み物を用意しておくようにしましょう。そうすればわざわざ飲み物を取りに行かなくとも気軽にたくさん飲むことが出来ます。もし、夜中にトイレに頻繁に起きるのを避けたいと思う人は日中多く飲むようにし、就寝前は控えましょう。水がカロリーを燃焼してくれる？「もしかしたらそうかもしれない」と言う研究者たちもいます。水は「発熱反応」を導き出し、そうすることで代謝率を上げる、というものですが、今日このことを証明する証拠は何もありません。

とは言え、茶を飲む、薄めのコーヒーを飲む、水をコップ1杯飲むことは、疲労から甘いものをつまみたくなる気持ちを紛らわせてくれます。飲みたい欲求と食べたい欲求を混同している人も実は多くいるのです。

水分を摂って乾いた食べ物に程よい湿り気を与えることで、胃腸の消化プロセスを助ける働きがあることも私たちは忘れています。

さらに、ビタミン、ポリフェノールなどの抗酸化栄養素の不足が心配でしたら、緑茶を飲むことをお勧めします。お茶によっては、ルイボスティーや烏龍茶のように脂肪の吸収を抑えるお茶もあります。

他にも水分補給として優れているのがスープ、野菜、低糖質のフルーツ（柑橘類）です。

減量後のケア

リバウンドの恐怖

我々の身体は我々の庭、我々の決意は我々の庭師

ウィリアム・シェークスピア

過体重へのリバウンドは、「住まいにとっての火事」と同じで、常に監視を怠らないようにしていないとなりません。警戒し、気の緩みの兆候が少しでも見えたら、レッドカードを出して、軌道修正するための具体的な行動に移すべきです。「ここ最近のあなたの行動が監視カメラに撮られている」と想像してみてください。真夜中に冷蔵庫を開けて何か食べましたか？　あるいはスーパーマーケットのお菓子売り場で「子供のおやつに」と、つい甘いお菓子を買ってしまいませんでしたか？　このような行為やその時思ったことをメモしておきましょう。あなたがかねてから願っていた通りに減量出来た

としても、まだリバウンドの恐怖が心の底に残っているのは、食事の再調節がまだ完了していない証拠です。この場合はまだ「食べ物ノート」を取り続ける、または再開すると良いと思います。そうすると、ある日突然、身体からはっきりと「よく食べた、もういらない」というメッセージが届くようになります。

ある日突然、少量の食事があなたを苦しめるどころかお腹を十分満たし、喜びを与えてくれることに気付くようになります。それはあなたの胃袋が縮小したこと（まるで胃の切除をした時のように）を意味します。そうなるともうリバウンドして太る心配はなくなります。あなたは用心するに越したことはありませんが、それはスリムな人がする用心と同じで、不安を伴わない「用心」。数年後には、以前太っていた人たちの悩みであった「太ることを恐れる」気持ちは消滅していることでしょう。

食餌療法は減量に留まるものではない

わたしは歩いてアパートメントまで帰り、ランチのために新鮮な赤卵ふたつを半熟に茹でた。卵の殻を剝いて平皿に載せ、七本のアスパラガス（細くてシャキシャキで調理する必要もなかった）を横にあしらった。オリーブも何個か、アパートメントと同じ通り沿いにあるチーズ屋で仕入れた山羊のチーズも数切れ、そして、脂のよく乗ったピンク色のサーモンをふた切れ。デザートには、市場のあの女性がおまけにくれた、美しい桃が一個。桃はローマの日差しの温もりをまだ残していた。わたしはずいぶん長いあいだ、食事に手をつけられずにいた。それがランチの最高傑作に思えたから。これこそ、なんでもないものでなにかをつくりあげる芸術だと思えたから。自分の食事の美しさをたっぷりと目で愛でたあと、ついにわたしはそのひと皿を、清潔な板張りの床の日差しの注ぐ一角に持ち出し、床にじかにすわって食べた。指を使って。ひと口ひと口をしっかりと味わい、イタリア語の日刊紙を読みながら。わたしの身体の細胞のひとつひとつに幸福が宿っているのを感じた。

アメリカの作家　エリザベス・ギルバート『食べて、祈って、恋をして』

「食生活の見直し」がもたらす本当の意味での効果は、体重が減少したことよりもむしろ新しい習慣が身に付くことだと思います。しかしこの効果はしばらくしてからでないと現れません。6か月、または1年後になって自分が変化していることに気が付くのです。食べ物の好みが変わる、以前と同じ欲求ではなくなる。要するに自分の食べ物のレパートリーが変わってくるのです。ケーキ屋の前を通っても以前のように「ときめかなく」なる。これが私たちを誘惑しなくなるだけでなく、関心を引かなくなります。その誘惑と戦う必要もなくなるわけです。それは全く自分に似合わないと分かっている服をショーウィンドー越しにぼんやりと眺めている感じです。胃が小さくなり、周囲も自分の新しい取り組み方に順応し、とやかく言わなくなります。周りの理解を求めて説明をする必要もなくなるわけです。

食べ物のことを考える回数も減ります。以前よりも自分で料理を作るようになっているかもしれません。さらに、やせるために自発的に食べ物の選択肢を減らしたため、日常生活が以前よりもシンプルになっているかもしれません。これからは、食べるものを前にして迷うことは金輪際ないのです。

理想体重に到達した後の次の目標は？

あなたの目標は常に理想体重の前後２kgの変動幅に留めるようにしましょう。そうするとすべてが簡単になってきます。１kg太ってしまった場合でも数日間我慢すれば元に戻ります。贅肉を数kg減量したことは飛躍の始まりに過ぎません。様々な問題も悉く相対的なもの。

やせるためにあなたが自分の欲求や意志の奴隷になることはなくなります。これらはもうすでに過去のことなのです。金輪際、あなたの思考が日夜太ることを恐れる恐怖に縛られることはないのです。

おしまいに

大切なことは身軽に生きること

とかく我々は考え過ぎるばかりで感じることを十分にしていない。このひどい世の中、永遠のものなんてないのさ。我々のトラブルさえね。そうなると、笑いの無い一日は、無駄な一日になってしまうのだ。

イギリスの映画俳優　監督　チャーリー・チャプリン

今日の豊かな食生活に酔いしれた私たちは、「食べる」という行為をありふれたものにしてしまいました。しかしながら、自らを養うという技は、食べ物を通してバランス感覚、長寿そして楽しみを見出していくという哲学のレベルまで昇華されるべきものでもあるのです。慎み、質素、少なさの中に見出す快楽。細身の身体、これはどこにでも持っていける宝物、いつでも味わうことの出来るものです。自分の体重を気にすることなく、軽い食事を楽しむことは何という幸せでしょう。軽い食事、そしてそこから得られた身体の身軽さは、メンタル面においてもいっそう軽やかに生きることに繋がります。それは生き方のあらゆる場面にも通用するもので、逆説的かもしれません。生き方を軽くすればするほど人生に重厚さが与えられるからです。

自分の心の声に真摯に耳を傾けられずに、ハイテンションのまま乱暴に生きている人は確かに大勢います。そういう人たちは、肉体的、精神的、物質的なありとあらゆる悩みから解放されず、なかなか幸せになれないのです。社会的な拘束、今の世の中の過剰さを捨て、スリムで身軽な身体で生活し、行動し、量は少なくても気の利いた質素な食事を楽しむことは、「心安らかに生きる」という存在の「至上のステージ」を意味するものかもしれません。

過体重が様々な問題（退屈、不満だらけの家庭環境、財政的な問題、睡眠と時間の不足等……）がもたらした結果であるならば、減量に成功することは、これも逆説的になりますが、多くの人にとって問題解決に、少なくともそれらの問題の縮小に大きく貢献することになります。

身軽になった心と身体にはより多くの自立心、自信、エネルギーが芽生えます。それが過体重の原因となっていたものを根絶させてくれることでしょう。過体重の悩みを負うのではなく、そこから本当の「復活」を知ることになるのです。

いくつかのお勧めリストや表

これらのお勧めリストはすべての人に当てはまるものではありません。皆同じ理由で太るわけではないので。間食をしない人には「間食」リストは必要ありません。あなたの問題に合っていると思われるものだけを参考にしてください。一度にたくさんのリストを作るのも止めましょう。数時間や数日で習慣を根本的に変えることは出来ないからです。大切なことはスリムな、そしてよりヘルシーな体形を実現する上で、あなたにヒントを与えてくれる情報をメモするスペースを作っておくことです。

数字で表示するもの

・食べ物日記　（食べた時間、内容、結果としての体重、消化の状態）

・体重を示すグラフと身体測定値は月に一回で十分。変化はすぐに現れません。でも身体はすでに解け始めているのです（胸囲、ウエスト、腰回り、腿回り、腕回り等）

・運動の記録（スポーツ、万歩計、エクササイズ）

・健康診断の記録　（定期健診の日付、処方薬、健康診断の結果等）これらの情報をひとつにし、1か所にまとめておくとその後の治療に役立ちます。特にコレステロール値、血糖値、血圧等。これらの数値と飲み食いした後の変化を比べてみるのも興味深いです

今後フォローすべき「私の新しい習慣リスト」

・「空腹を30分我慢してから食べた日」チャート

・毎日実行する5分間エクササイズのアイデア集

・今現在やっている習慣と、変えてみたい、取り入れてみたい習慣

・変えてみたい習慣のチャート。14日間の表にして一番左側に変えてみたい習慣を書き

込み、14日間、出来た時は＋、出来なかった時は－を記入する。例えば「加工食品は食べない」、または「お酒は飲まない」。これを2週間のスパンで頑張ってみる

・過去に止めることに成功した悪い習慣のリスト
・「間食ゼロ」チャート
・避けるべき状況や誘惑のリスト
・私の退屈しのぎリスト
・今後私が尊重する原則

食べ物リスト

・食事の配分プラン
・常備しておく食品リスト
・食材2つで作る簡単レシピリスト
・お気に入りの太らないレシピリスト
・料理のちょっとしたコツのリスト
・在宅時と携帯用お気に入りスナックのリスト

・バッグに入れて持ち運べるランチのアイデア集
・一食300～400kcalの料理アイデア集
・週ベースで必ず摂らなければいけない必須栄養素
・いつも私が食べている食品のカロリーチャート
・いつも私が食べている食品のGI値
・私が食べる一人分のイメージ（チーズはドミノの駒の大きさ、ステーキはトランプカード1枚の大きさ等）

動機付けリスト

・私のやせるための動機
・羽目を外した場合、挫折しないための動機付け
・私のお手本となる人、生き方など

断言を視覚化するリスト

・一日1回、やせるモチベーションを保つために気持ちを集中させるイメージ

・自己コントロールを強化するために読み返す断言リスト

自責の念に陥る又は落胆しないために自分を鼓舞する言葉やアイデアリスト

・一日一行日記（その日一日に起こったポジティブな出来事を書き記す）
・体重停滞期をパニックにならず、挫折せずに乗り切るための心の支え集
・回避するべき「危険」な誘惑や状況のリスト（それをどのように回避するか？）
・間食、羽目外しなどの逸脱行為（その状況と理由）
・私のストレスの原因リスト
・私が打ち勝ちたいと思っている「さぼりたい病」のリスト

やせるための様々な情報リスト

・スリム体形に関する記事の要約、ドキュメンタリーのメモ
・私流健康に過ごすためのヒント集
・インスピレーションを与えてくれる詩や引用文
・インスピレーションを与えてくれる写真（若かりし頃のスリムな自分、「お手本」と

する人の写真、気持ちを穏やかにしてくれる憧れの場所)

自分をよく知るためのリスト

自分をよく知らずに「自分に」マッチする食餌療法を選ぶことは出来ません(多くの人は自分のことを知っていると考えていますが、それは自分が憧れる人のことで、実際の本人の姿ではないことが多いのです)。従って、いくつかの質問を問うてみることも躊躇してはなりません。答えは時期が来れば自ずと出てきます。例えば…

・自分は規則正しさが好き?　それとも決められた時間割に縛られることは耐えられない?
・自分は変化に富んだ食事が好き?　それともいつも同じような食べ物を食べるほうを好む?
・自分はどのような人間になりたいか?
・自分が好む食事スタイルは?　立ち食いで急いで取る食事、シックなレストランで、小さなカフェで、自宅で、○○さんの家で？

・朝食を食べるのは好き？

・自分に必要な一日の食事回数は？

・その他

〈著者紹介〉

ドミニック・ローホー

フランス生まれのフランス育ち。パリ大学、ソルボンヌ大学においてアメリカ文学の修士号を取得。イギリスのソールズベリーグラマースクールにおいて1年間フランス語教師として勤務した後、アメリカのミズーリ州立大学、日本の佛教大学でも教鞭を執る。ニューヨークでは〝イメージコンサルタント〟法を学び、いくつものセミナーに参加しながら集中的にヨガを習得。日本在住歴は30年以上。その間、飛騨雅子氏と萩原朝美氏に師事し、10年にわたり〝水墨画〟を学ぶ。さらに名古屋にある愛知尼僧堂と呼ばれる禅寺に6週間籠り、曹洞禅をも学ぶ。アメリカ合衆国、カナダ、南米、アジア（中国、台湾、香港、韓国、タイ、ベトナム……これは中国茶の知識を深めるため）、ヨーロッパと広く旅し、特定の宗教団体や、哲学または文化的なグループには属せずに、自分自身の内面に在る様々な観点に基づく意見を尊重し、それを受容することを信条としている。彼女がもっとも大切にしている価値観は自由、美、そして調和である。著書はフランス国内をはじめ、ヨーロッパ各国でベストセラーとなり、『シンプルに生きる』は日本でも話題となっている。他に『シンプルを極める』『部屋とこころのシンプルな掃除』『捨てる贅沢』や画家サンドラ・カベズエロ・ベルトッジとの共作である、イラスト愛蔵版『シンプルに生きる』シリーズなどがある。

〈訳者紹介〉

原　秋子

フリーランスのフランス語通訳・翻訳家。東京生まれ。父親の仕事の関係で小中学校時代をフランスで過ごす。留学先のグルノーブル大学にてフランス語教師資格を取得。帰国後、神戸ステラマリスインターナショナルスクールにてフランス語を教える。1986年、通訳案内業国家資格取得後、数多くの通訳・翻訳の仕事を手掛ける。

幻冬舎　ドミニック・ローホーの著書

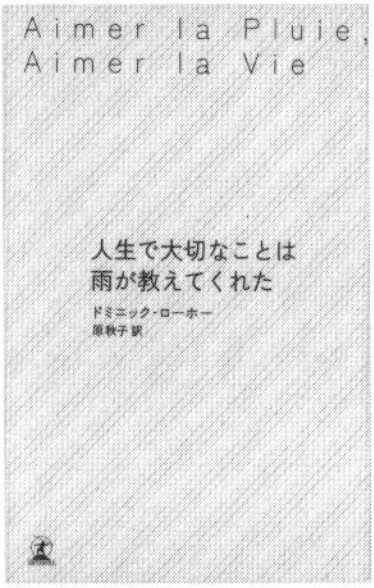

人生で大切なことは
雨が教えてくれた

判型：B6変
価格：952円（税別）

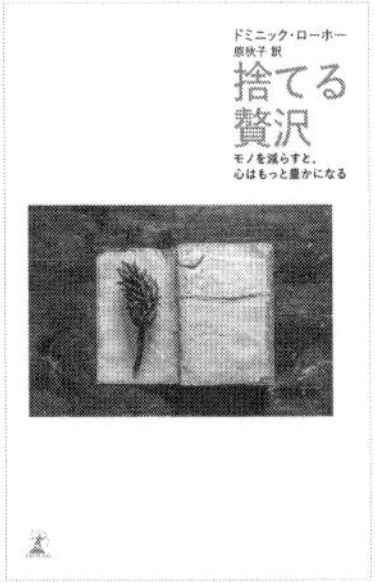

捨てる贅沢
モノを減らすと、心はもっと
豊かになる

判型：B6変
価格：1,200円（税別）

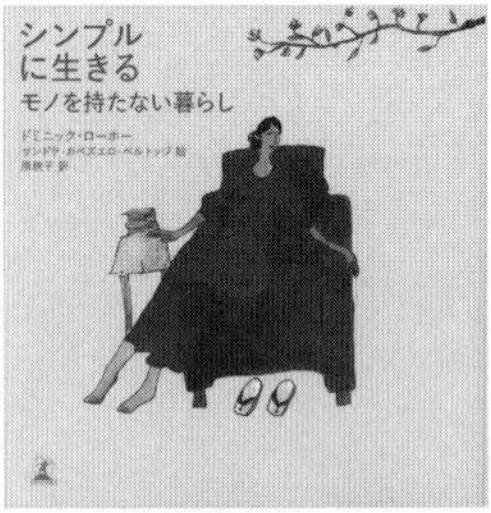

シンプルに生きる
モノを持たない暮らし
サンドラ・カベズエロ・ベルトッジ：絵

判型：A5変
価格：952円（税別）

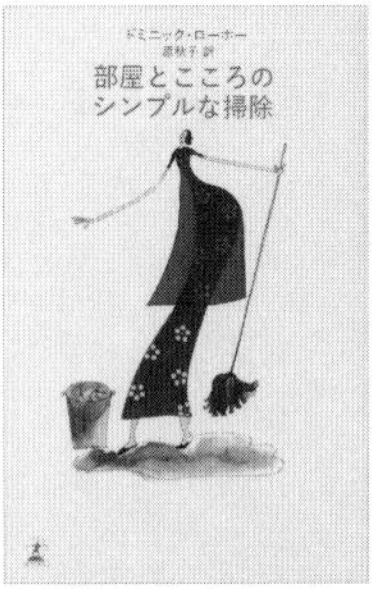

部屋とこころの
シンプルな掃除

判型：B6変
価格：952円（税別）

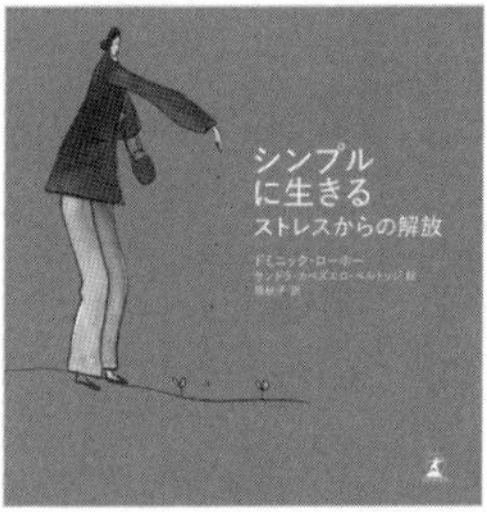

シンプルに生きる

ストレスからの解放

サンドラ・カベズエロ・ベルトッジ：絵

判型：A5変

価格：952円（税別）

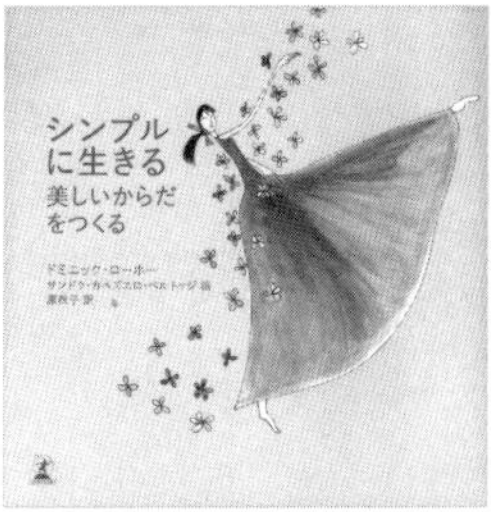

シンプルに生きる

美しいからだをつくる

サンドラ・カベズエロ・ベルトッジ：絵

判型：A5変

価格：952円（税別）

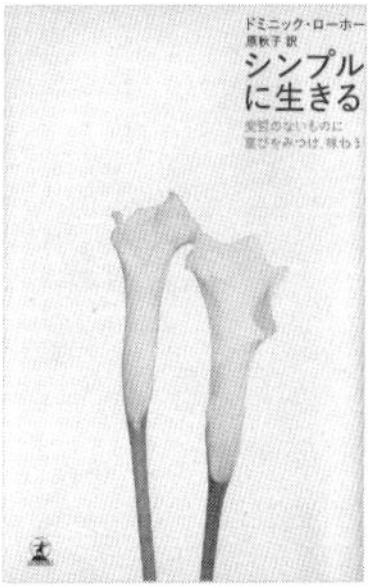

シンプルに生きる

変哲のないものに
喜びをみつけ、味わう

判型：B6変

価格：952円（税別）

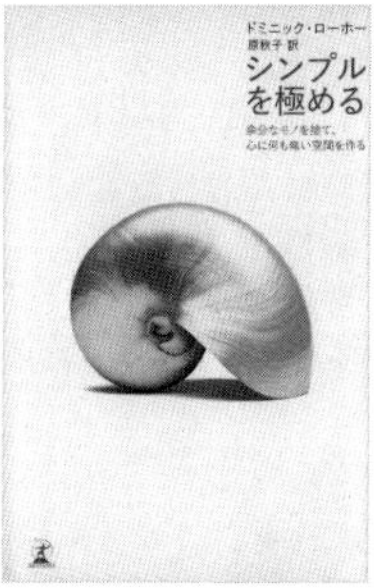

シンプルを極める

余分なモノを捨て、
心に何も無い空間を作る

判型：B6変

価格：1,000円（税別）

少食を愉しむ
シンプルにやせる、太らない習慣

2020年11月25日　第1刷発行
2021年 1 月30日　第4刷発行

著　者　ドミニック・ローホー
訳　者　原 秋子
発行人　見城 徹
編集人　福島広司
編集者　鈴木恵美

発行所　株式会社 幻冬舎
〒151-0051　東京都渋谷区千駄ヶ谷4-9-7

電話　03(5411)6211(編集)
03(5411)6222(営業)
振替　00120-8-767643
印刷・製本所　近代美術株式会社

検印廃止

万一、落丁乱丁のある場合は送料小社負担でお取替致します。小社宛にお送り下さい。本書の一部あるいは全部を無断で複写複製することは、法律で認められた場合を除き、著作権の侵害となります。定価はカバーに表示してあります。

© DOMINIQUE LOREAU, AKIKO HARA, GENTOSHA 2020
Printed in Japan
ISBN978-4-344-03709-0　C0095
幻冬舎ホームページアドレス　https://www.gentosha.co.jp/

この本に関するご意見・ご感想をメールでお寄せいただく場合は、
comment@gentosha.co.jpまで。